儿童肥胖与相关性疾病

| 中西医诊疗手册 |

张桂菊◎主编　　张葆青◎主审

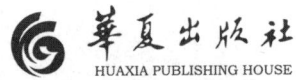

编 委 会

主　编：张桂菊

主　审：张葆青

副主编：王　晓　杨晓玲　贾广媛　刘艳红　金　喻

编　委：（按姓氏拼音排序）

　　　　曹以利　丛德雨　丁晓媛　封秋竹　韩成恩
　　　　姜　丽　姜　萌　李　莉　李凯峰　武玉法
　　　　王亚慧　夏立红　于　科　张引强　张秀芳

前 言

20世纪90年代以来，我国儿童的超重和肥胖率不断攀升。如果不采取有效的干预措施，至2030年，我国超重、肥胖的儿童总数将增至4948万，成为影响我国儿童青少年身心健康的重要问题。国务院办公厅在2017年颁布的《国民营养计划（2017～2030年）》中，将控制学生肥胖率作为主要目标之一。2018年博鳌论坛上，习近平总书记强调，要大力发展健康事业，做身体健康的民族。

儿童肥胖的发生和流行受遗传、环境和社会文化等多种因素的共同影响。儿童期肥胖不仅会对其当前的身体发育造成严重影响，而且还将增加成年后肥胖相关慢性病的发病风险。

本手册旨在关注超重、肥胖儿童青少年健康，分不同的主题介绍了儿童肥胖病的中西医研究与治疗进展。尤其是中医辨证论治部分，纳入了多种方法与途径，希望能为儿科、儿童保健科医师及相关专业医学生提供参考。从这本书的酝酿到成稿，始终秉承着"实用"的原则，由于审阅及编排时间仓促，医学发展日新月异，作者水平有限，难免有疏漏不当之处，恳请各位专家与读者不吝指正。

目 录

第一章 儿童肥胖症 ······ 1

第一节 概述 ······ 3
第二节 病因与发病机制 ······ 4
一、西医病因病机 ······ 4
二、中医病因病机 ······ 8
第三节 临床表现与并发症 ······ 11
一、临床表现 ······ 11
二、并发症 ······ 12
第四节 西医诊断与中医辨证 ······ 14
一、西医诊断 ······ 14
二、中医辨证 ······ 17
第五节 鉴别诊断 ······ 19
第六节 治疗 ······ 20
一、西医治疗及研究进展 ······ 20
二、中医辨证治疗及研究进展 ······ 23
三、单味中药的研究 ······ 26
四、外治法 ······ 27
五、针灸治疗 ······ 27
六、推拿治疗 ······ 29
七、饮食疗法 ······ 30
第七节 预防 ······ 31

第二章　肥胖儿童糖代谢异常 …… 37

第一节　概述 …… 39
第二节　病因与发病机制 …… 40
　一、西医病因病机 …… 40
　二、中医病因病机 …… 42
第三节　临床表现 …… 45
第四节　西医诊断与鉴别诊断 …… 45
　一、西医诊断 …… 45
　二、鉴别诊断 …… 47
第五节　治疗 …… 47
　一、治疗目的 …… 47
　二、非药物治疗 …… 47
　三、药物治疗 …… 49
　四、代谢手术 …… 50
　五、中医辨证治疗与研究进展 …… 51
第六节　预防与调护 …… 62
　一、节制饮食 …… 62
　二、适当运动 …… 62
　三、定期血糖监测 …… 62
　四、坚持规律生活 …… 62

第三章　肥胖儿童高血压 …… 65

第一节　概述 …… 67
第二节　病因与发病机制 …… 68
　一、西医病因病理 …… 68
　二、中医病因病机 …… 72

第三节　临床表现与并发症 ··· 75
　一、临床表现 ··· 75
　二、并发症 ··· 75
第四节　西医诊断与鉴别诊断 ·· 76
　一、测量方法 ··· 76
　二、诊断标准 ··· 78
　三、鉴别诊断 ··· 80
第五节　治疗 ·· 80
　一、高血压控制的目标 ·· 81
　二、非药物治疗 ·· 81
　三、药物治疗 ··· 82
　四、中医辨证治疗与研究进展 ··· 86
第六节　预防调护 ··· 92
　一、控制体重 ··· 92
　二、生活方式管理 ··· 92
　三、定期测量血压和定期健康体检 ··· 93

第四章　儿童代谢综合征 ·· 97

第一节　概述 ·· 99
第二节　病因与发病机制 ·· 100
　一、西医病因病理 ·· 100
　二、中医病因病机 ·· 103
第三节　临床表现 ·· 105
第四节　西医诊断与鉴别诊断 ·· 105
　一、诊断标准（2012 年中华医学会儿科分会"中国儿童青少年代谢
　　　综合征定义和防治建议"） ··· 105
　二、鉴别诊断 ·· 107

第五节 治疗 ·· 107
　一、西医治疗与研究进展 ······························ 107
　二、中医辨证治疗与研究进展 ························ 109
第六节 预防调护 ··· 115
　一、饮食处方 ·· 116
　二、运动处方 ·· 116

第五章 儿童非酒精性脂肪肝 119

第一节 概述 ·· 121
第二节 病因与发病机制 ································· 121
　一、西医病因病理 ······································· 121
　二、中医病因病机 ······································· 124
第三节 临床表现与并发症 ······························ 125
　一、临床表现 ·· 125
　二、并发症 ··· 126
第四节 西医诊断 ··· 126
　一、西医诊断 ·· 126
　二、鉴别诊断 ·· 128
第五节 治疗 ·· 128
　一、西医治疗与研究进展 ······························ 128
　二、中医辨证治疗与研究进展 ························ 129
第六节 预防调护 ··· 140

第六章 多囊卵巢综合征 145

第一节 概述 ·· 147
第二节 病因与发病机制 ································· 148
　一、西医病因病理 ······································· 148
　二、中医病因病机 ······································· 151

第三节 临床表现 ··· 153
  一、症状 ··· 154
  二、辅助检查 ··· 155
第四节 并发症 ··· 156
第五节 诊断 ·· 157
  一、西医诊断标准 ······································ 157
  二、中医辨证要点 ······································ 159
第六节 鉴别诊断 ··· 159
第七节 治疗 ·· 161
  一、西医治疗与研究进展 ··························· 161
  二、中医辨证治疗 ······································ 163
  三、调周治疗 ·· 165
  四、饮食疗法 ·· 166
  五、其他治疗 ·· 167
第八节 预防调护 ··· 169

附表1 0~18岁儿童青少年身高、体重百分位数值表 ··· 173
附表2 2~18岁儿童肥胖、超重筛查 BMI 界值点 ······ 181
附表3 中国儿童青少年血压参考标准 ························ 183

第一章
儿童肥胖症

第一节 概述

肥胖是指长时间摄入的能量超过消耗的能量，导致体内过多能量以脂肪的形式贮存起来，使增加的脂肪组织达到损伤人体健康的程度。超重是指体重相对于身高的增加，超过某一标准或参照值。

世界卫生组织（即WHO）将肥胖定义为慢性病。2015年，WHO官方统计全球儿童青少年肥胖数量正以一个危险的速度增长，低于5岁的肥胖儿童已经超过4200万。中国学龄儿童肥胖率显示出逐年上涨的趋势。青少年肥胖会增加其成年后肥胖的风险，75%~80%的肥胖青少年成年后仍将肥胖。肥胖导致一系列的代谢异常，严重损害儿童青少年身心健康，增加成年后患糖尿病、心血管病和某些肿瘤等慢性病的风险。

古代中医没有"肥胖症"这一病名，但对"肥胖"早有论述。《灵枢·卫气失常》提出："人有肥、有膏、有肉……腘肉坚，皮满者，肥。腘肉不坚，皮缓者，膏。皮肉不相离者，肉。"此处记载了"脂人""膏人""肉人"3种肥胖的证候类型。其中，"脂人"的形体肥胖，但腹不大，脂肪均匀分布全身；"膏人"身小腹大，脂肪主要分布于腹部；"肉人"则以肌肉之肥为主。《景岳全书》有言："何以肥人反多气虚？盖人之形体，骨为君也，肉为臣也。肥人者，柔胜于刚，阴盛于阳者也。且肉以血成，总皆阴类，故肥人多有气虚之证。"此论指出肥胖与气虚有关。清代《临证指南医案·湿》说："湿从内生者，必其入膏粱厚味酒酪过度，或饮汤茶太多，或食生冷瓜果及甜腻之物。其人色白而肥，肌肉柔软……"指出肥胖与饮食不节，变生痰湿有关。清代《黄帝内经灵枢集注·九针十二原第一》提出："中焦之气，蒸津液，化其精微……溢于外则皮肉膏肥，余于内则膏肓丰满。"此即指出脂膏来源于津液，肥胖的发生与食物摄入过量，脂膏余溢有关。

现代研究提出，肥胖与遗传、环境、膳食结构等多种因素有关，预防肥胖要从妊娠期、婴儿期开始，以运动处方为治疗的基础，以行为矫正为关键技术，饮食调整和健康教育要贯彻始终。在中医药防治儿童肥胖症的研究方面，已经开展了不少药物、针灸、推拿等临床治疗工作，以及关于降脂中药、方剂的多项实验研究。

第二节 病因与发病机制

一、西医病因病机

（一）病因

临床上通常认为，肥胖是环境和多基因共同作用的结果。常见病因有以下几种。

1. 遗传因素

（1）遗传倾向 儿童肥胖发生有明显的遗传倾向，其作用约占30%~50%。目前研究已证实多基因遗传在肥胖发生发展过程中的作用。其中，遗传因素在肥胖病因中占有很大的比重，人类约有60%~80%的遗传变异与体重相关。新近研究发现，一些与肥胖和/或BMI相关的遗传变异主要有SEC16B-RASAL2、TMEM18、SFRS10-ETV5-DGKG、GNPDA2、NCR3-AIFI-BAT2、LGR4-LIN7CBDNF、MTCH2、BCDIN3、DFAIM2、SH2B1-ATP1A1、KCTD15、黑皮质素受体4（MC4R）。荟萃分析发现，存在FTO基因rs9939609遗传变异位点时，儿童和青少年的肥胖发生风险增加。

（2）生命早期事件 生命早期事件在儿童肥胖症的发病中起着非常重要的作用。近年来，一些干预措施也开始将关注点放在生命早期。其中包括产前因素，如孕期营养状况、妊娠糖尿病、孕期吸烟等。其中，孕期营养不良与营养过剩均可导致儿童肥胖。低出生体重与高出生体重可能均是后天肥胖及代谢性疾病的危险因素。

2. 环境因素

（1）行为因素　运动和饮食等行为因素是儿童肥胖相关性最强的影响因素，是儿童肥胖病因学研究和探讨的首要考虑因素。饮食调查显示，高油脂、高能量、低果蔬粗粮的饮食结构与肥胖发生率呈正相关，含糖饮料及快餐食品的大量摄入，同时缺乏体育锻炼，并有明显的睡眠问题，是常见的行为因素。大多数肥胖儿童运动量较小，运动时间短，消耗能量不足，可能是肥胖原因之一；而肥胖又限制了他们的运动量，呈现恶性循环趋势。

（2）心理因素　主要体现在不良的进食、运动心理，自尊、对身体的满意度，以及焦虑、抑郁等精神状态。有研究发现，部分肥胖儿童表现出性格内向、缺乏自信、社会适应能力低，这些心理因素可能影响能量的摄取和利用，导致其参与社会活动减少，对自身认同感低，从而引发肥胖。

（3）生物、化学因素　关于肥胖儿童生物学因素的研究主要集中在肠道菌群与病毒感染两个方面。与瘦者相比，肥胖儿童具有更强的从食物中摄取热量的能力。前瞻性研究表明，肥胖儿童婴儿时期的粪便双歧杆菌数量明显低于正常儿童，肠道菌群的变化早于肥胖的发生。此外，现代化工业、农业的高速发展使环境污染日益严重，连同生活方式、饮食习惯一起，构成儿童肥胖的易感环境。众多化学毒物，如重金属、多氯联苯、磷酸盐、双酚A等，广泛分布在环境中，引起体内炎症反应，使得儿童肥胖的治疗更加困难。

（4）疾病因素　多囊卵巢综合征患儿多有肥胖、胰岛素抵抗，但其与肥胖的因果关系目前尚不能确定；生长激素和甲状腺激素双双缺乏引起生长缓慢的矮身材儿童出现显著的向心性肥胖；皮质醇分泌过多的儿童除了向心性肥胖和生长不良外，通常有高血压、葡萄糖不耐受、脂代谢紊乱、满月脸、肌肉量下降和皮肤紫纹；假性甲状旁腺功能减退是儿童肥胖罕见的病因之一；先天性或者获得性下丘脑畸形或者损伤可以导致儿童以及青少年时期的肥胖；此外，还有药物影响，例如大剂量长期应用糖皮质激素、赛庚啶、黄体酮，还有一些新型抗精神病药物。

（二）发病机制

肥胖是能量摄入与消耗之间不平衡导致的，肥胖的发病机制涉及中枢神经系统、遗传基因、内分泌系统，以及肠道菌群等，这些因素互相影响，加上环境因素，使身体的能量平衡出现紊乱。

1. 遗传基因

自从1994年研究人员首次发现肥胖基因（Obesity genes，Ob）和其表达产物瘦素（Leptin）以来，关于肥胖的基因学研究就成为热点，肥胖基因位于第7条染色体长臂3区1带3亚带，长度约20kb，包括3个外显子和2个内含子，其编码区位于第2和第3外显子。瘦素是肥胖基因的产物，由146个氨基酸残基所组成的多肽，相对分子质量约为16000。目前，人们认为脂肪细胞分泌的瘦素首先通过自我反馈作用于脂肪细胞，增加贮存脂肪的代谢，消耗多余的脂肪。有研究认为，瘦素受体基因主要在下丘脑表达，下丘脑弓状核分泌神经肽Y（neuropeptide Y，NPY），而NPY具有刺激食物摄入、增加能量消耗和提高胰岛素水平的作用。瘦素对它的抑制作用可使机体对食物的摄入减少，同时瘦素还可以直接通过受体后作用导致交感神经兴奋性增加，引起外周血中去甲肾上腺素（NA）水平升高，NA可以作用于脂肪细胞膜表面的肾上腺素能受体，使得脂肪细胞内的能量在呼吸作用下以热能的形式丧失。

2. 脂肪相关因子

脂肪细胞作为一种内分泌细胞，可以分泌多种细胞因子，其中最受关注的是脂联素和抵抗素。研究显示，肥胖者血清脂联素水平相对于正常人明显偏低，尤其是腹型肥胖者相对更低，血浆脂联素水平与高密度胆固醇及载脂蛋白 B 的含量均呈明显的正相关；脂联素对机体的保护，可以促进外周组织对脂肪酸的氧化利用，减少脂肪堆积，以及提高外周组织对胰岛素的敏感性，减少糖异生，降低血糖水平。另外一种重要的脂肪细胞相关因子是抵抗素，其作用是与脂联素相拮抗。在人体内，抵抗素并非在脂肪细胞里特异性表达，在单核细胞里也发现其大量表达，并受多种因素的影响。研究认为，一些激素如糖皮质激素、生长激素等，可以促进抵抗素 mRNA 的合成与表达，抑制脂肪细胞的分化成熟，在脂肪细胞和骨骼肌细胞干扰正常情况下胰岛素介导的葡萄糖代谢途径。葡萄糖的利用减少，机体对胰岛素的抵抗增加，肥胖者糖尿病的发病风险增加。

3. 肠道菌群

肠道菌群是指胃肠道中存活的种类繁多的共生菌群，其中占主要地位的是厚壁菌门和拟杆菌门。肠道菌群将人体摄入的食物等物质产生的代谢产物转化为机体的营养物质被吸收，从而影响机体的代谢和免疫功能。作为机体内部一个重要的食物代谢途径，肠道菌群可以帮助机体消化一些难以消化的食物，将其转变为可以吸收的单糖或短链脂肪酸，促进机体吸收营养物质，肠道菌群代谢的短链脂肪酸中含有大量的醋酸盐，醋酸盐进入脑脊液后使得副交感神经兴奋性增加，促进胰岛素分泌，增加机体对葡萄糖的摄取以及脂肪的合成，同时还能够促进胃肠道释放"饥饿素"（ghrelin）引起机体进食量增加，从而导致体重增加。有研究证实，肥胖人群和肥胖小鼠模型的肠道菌群中细菌多样性减少。SARI 等研究显示，肥胖个体肠道中厚壁菌门相对丰度增加，且厚壁菌/拟杆菌比值增高。DUCA 等将肥胖大鼠肠道中存在的厚壁菌/拟杆菌高比值菌群移植给无菌小鼠，结果成功复制出了肥胖表型。

二、中医病因病机

(一) 古籍中对病因病机的认识

《灵枢·卫气失常》曰:"人有脂,有膏,有肉。"《素问·通评虚实论》云:"甘肥贵人,则高梁之疾也。"指出饮食无节、过食膏粱厚味为主要发病因素。金元四大家之李东垣在《脾胃论·脾胃盛衰论》中指出:"脾胃俱旺,则能食而肥,脾胃俱虚,则不能食而瘦或少食肥,虽肥而四肢不举。盖脾实而邪气盛也。"绝大多数单纯性肥胖儿童都有胃火亢盛的表现,食欲亢进,消谷善饥,其火大概非胃火莫属。朱丹溪在《丹溪心法》中指出"肝常有余",这是由其本身的生理功能与儿童生长发育的特殊时期所决定的,构成一种平衡。一旦这种平衡被打破,就会由生理上的"有余"转为病理上的抗逆,并容易侵犯脾胃,从而影响机体运化。《育婴家秘·五脏证治总论》曰:"脾常不足,肾常虚。"肾为先天之本,脾为后天之本,而先天之本生命力的发挥则要依赖后天之精的资助,故脾气不健,气血生化不充,肾精难充,则直接影响儿童生长发育。《针灸大成》云:"极滋味之美,穷饮食之乐,虽肌体充腴,而酷烈之气,内蚀脏腑矣。"肥能令人内热。《景岳全书》论:"何以肥人反多气虚?盖人之形体,骨为君也,肉为臣也。肥人者柔胜于刚,阴胜于阳者也。且肉以血成,总皆阴类,故肥人多有气虚之证。"指出肥胖与气虚有关。陈士铎的《石室秘录》载:"肥人多痰,乃气虚也,虚则气不能运行,故痰生之。"《血证论》云:"木之性主于疏泄,食气入胃,全赖肝木之气以疏泄之,而水谷乃化,设肝之清阳不升,则不能疏泄水谷,渗泄中满之证在所难免。"肝常有余也是儿童肥胖产生的重要原因。《医门棒喝》曰:"如体丰色白,皮嫩肌松,脉大而散,食啖虽多,每日痰涎,此阴盛阳虚之质也。"道出体内痰瘀、水湿等浊阴之邪增加,蓄积于身体各部,日久阴偏盛,阳气虚,终致阴阳失衡,酿久成脂。故本病病机为阴盛阳虚,具体表现为气虚为本,阴盛为标。

（二）病因病机

引起儿童肥胖的病因主要有：饮食、体质、情志因素。

1.饮食因素

《素问·通评虚实论》说："肥贵人则高粱之疾也。"长期饮食不节，嗜食肥甘厚味，脾胃消化吸收的水谷精微超过了机体正常的需要，过剩的将转化为膏脂，分布全身，发为肥胖。正所谓"气血有余，化为膏脂"。同时，由于水谷精微的摄入过量，超过了脏腑自身的转输功能，生成的膏脂遍布全身，阻碍了气机的升降出入，日久则气机不畅致脏腑功能受损，尤以肝气郁滞为重。肝气郁滞，横逆犯脾，致使脾失健运，不能将全部水谷精微上输心肺转化为气血，过剩的水谷精微化为膏、湿、痰，停于人体各处。由于湿性重浊，阻碍气机，痰邪更甚，痰湿入血，血行缓慢，而成血浊，三者为患，加重痰湿的形成。正如虞抟所说："津液稠粘，为痰，为饮，积久渗入脉中，血为之浊。"此外，暴饮暴食损伤脾胃，使脾气虚弱，往复如此，痰浊湿更重，也加重了肥胖的形成。张景岳指出"盖痰涎之化，本由水谷，使脾强胃健，如少壮者流，则随食随化，皆成气血，焉得留而为痰。唯其不能尽化，而十留其一二，则一二为痰矣，十留三四，则三四为痰矣"。

2.体质因素

《医学实在易·卷之四》云："素禀之盛，由于先天……大抵素禀之盛，从无所苦，惟是湿痰颇多。"提出肥胖与体质和先天禀赋密切相关，这与现代医学研究中"肥胖受遗传基因影响"不谋而合。先天禀赋不足，五脏虚弱，特别是脾肾素虚、气虚体质者，是肥胖病的重要内在因素。肾为先天之本，主水，脾为后天之本，主运化水液、水谷精微，二者在生理上相互促进、协同作用，病理上亦互为因果。先天禀赋不足，脾肾两虚，或后天失调，过于安逸少动，伤及一身之气，如张介宾说："久卧则阳气不伸，故伤气；久坐则血脉滞于四体，故伤肉。"脾肾两虚，气化输布失司，水湿不运，聚湿成痰，脂膏内蓄，壅滞于体内、肌肤，发为肥胖。肥胖之人多有气虚，《景岳全书·杂证谟·非风》曰："何以肥人反多气虚？盖人之形体，骨为君，肉为臣也。肥人者柔胜于刚，阴胜于阳也，肉以血成，总属阴类，故肥人多有气虚证。"其中，以肺脾气虚证最为常见。肺主行水，其气虚，不能将脾脏转输至肺的水谷精微正常布散，聚而为湿、为痰；脾脏气虚，运化转输水谷精微的功能减弱，不能正常运化则为膏、为湿、为痰，从而加重肥胖的发生。此外，素体阴虚或热病耗伤阴津，肝阴不足，肝失所养，或肝阳上亢，灼津为痰，壅于体内、肌肤，发为肥胖。

3. 情志因素

过度或长期的思虑、紧张等情志刺激，五志过极则气机郁结，以肝脏最为明显。肝性喜条达而恶抑郁，主疏泄，调畅一身之气机，情志不遂，肝失疏泄，气机郁滞，肝郁化火上犯于肺；肝气郁滞，横逆犯脾，致脾失健运；肝肾同源，肝阴不足，下及肾阴，致肾阴不足。肺脾肾三脏受损，气机不利，水液不能正常输布运化，而为膏、为湿、为痰、为浊，造成肥胖；情绪不稳，或饥饱不节，或暴饮暴食，或忧思伤脾，脾失健运，水湿不化，聚湿生痰，脂膏壅聚，形成肥胖。

本病病位在脾、胃、肝、肾、肺，因其功能失常，痰湿、脂膏在体内蓄积，蕴于肌肤而发。脂膏来源于食物，属津液之一。正常情况下，经过脾胃的运化吸收、肺的输布、肝的疏泄、肾的蒸腾气化，维持动态平衡，营养周身。若脾胃肝肾功能失调，脂膏及津液的生成输布、利用失常，则水湿、脂膏停于体内，外而四肢百骸，内而脏腑经络，无处不有，停于血中则血脂增高，停于体内、肌肤则肥胖。由此可见，肥胖的病变脏腑主要与脾、胃、肝、肾有关，少数与肺有关。

肥胖的病理因素是湿痰瘀滞，肥胖的发生与湿、痰有密切关系，无论是禀赋不足，脾肾两虚，或肥甘伤脾，或外湿入里内蕴，均使痰湿内生。肥胖症的体质特点为"肥人形盛气衰""肥人气虚有痰"，病机属本虚标实，即以脏腑虚弱、津液失常为本，痰湿、脂膏积于体内为标。

儿童肥胖症由于致病因素不同，病程长短不一，以及饮食习惯存在差异，其病情演变也有轻重之分，以轻症居多。由于过食肥甘，活动过少，或感受外邪所致者，病程短，肥胖程度轻；由于先天禀赋不足，脾肾两虚或肝肾阴虚，父母遗传，自幼肥胖，经久不治，痰湿内停者，肥胖程度重。痰湿日久入络，阻滞经脉，使血行滞涩，清从浊化，脂膏内聚，阻滞气血，继而内伤五脏，变证丛生，出现胸痹、眩晕诸证。若得不到及时救治，致阴阳离决，引起死亡。虽然儿童肥胖症重症相对较少，但久病及成年后则存在由轻转重的趋势。

第三节 临床表现与并发症

一、临床表现

1. 症状

大多数儿童肥胖症属于单纯性肥胖，可发生于任何年龄的儿童，但最常见于婴儿期、青春前期和青春期。病因为饮食过量，活动过少，食欲佳，进食快，偏嗜肉类、甜食或油炸类食物，喜卧、懒动或由于各种其他原因造成的活动量少。部分肥胖儿童社会适应能力差，自卑怯懦，伴有不同程度的社交障碍。严重肥胖者易有疲乏感，活动后心悸气短或疼痛，因恐惧运动而活动量减少，形成恶性循环。

2.体征

（1）脂肪堆积　皮下脂肪厚，分布均匀，面颊、肩背部、胸腹及臀部脂肪堆积明显，四肢肥大。

（2）皮肤紫纹或白纹　腹部及大腿外侧可出现紫纹或白纹。

（3）黑棘皮病　表现为皮肤过度色素沉着、增厚并有皱纹，严重病例可出现皮肤小结，通常多见于颈部及腋窝，肘前区域、大腿内侧及腰部也可见。

（4）阴茎过小　男孩因为大腿会阴部脂肪过多，阴茎埋于脂肪组织中而表现为阴茎过小。

（5）骨骼异常　少数严重肥胖儿可出现扁平足和（或）膝内翻。

二、并发症

由于大部分儿童及青少年肥胖会延续至成人阶段，导致全身各系统的并发症，有些是在儿童期就已经有表现，而许多并发症可能有潜在的长期影响，以致延续至成人阶段成为不可逆的疾病。常见的有内分泌代谢系统疾病、心脑血管疾病、呼吸系统疾病、生殖系统疾病，甚至心理问题。

1.内分泌代谢系统疾病

（1）胰岛素抵抗　胰岛素抵抗是胰岛素靶组织（肌肉、肝脏、脂肪组织和下丘脑）对正常水平的胰岛素敏感性不足的一种病理状态，为肥胖病、糖尿病、高脂血症、高血压病等慢性疾病的共有特性。肥胖可降低组织对胰岛素的敏感性而导致胰岛素抵抗，肥胖儿童即表现为胰岛素敏感性降低和血胰岛素水平增高，青春期生长发育阶段伴有正常的胰岛素抵抗增加。

（2）2型糖尿病　2型糖尿病（T2DM）是一组异质性疾病，是由遗传及环境因素共同作用形成的多基因遗传性复杂病，很多流行病学调查结果证实了肥胖能增加 T2DM 发病风险，且向心性肥胖可导致该病的危险性增加。

2. 心脑血管疾病

（1）高血压　随着经济的发展、社会节奏的加快，饮食营养结构水平得以提高，肥胖人群日益增加，已成为一种社会趋势，心血管疾病尤其是高血压的发病率随之增加，对人们的健康构成直接威胁。一方面，因交感神经系统高反应性，可使心率增快、血压变异度增大、血浆儿茶酚胺水平增高，以及末梢交感神经传导增强。另一方面，胰岛素抵抗可能也参与儿童肥胖相关性高血压的发生机制；此外，血管结构及功能的改变可能也与肥胖相关性高血压的发生有关。因此控制体重过快增长、减少脂肪摄入、增加运动、合理膳食是防治高血压的重要措施。

（2）动脉硬化　研究发现，动脉硬化始于儿童和青少年期并不断进展。儿童肥胖可能会造成动脉粥样硬化的其他危险因素，包括血管内皮功能障碍、颈动脉内膜增厚、早期主动脉和冠状动脉脂纹及纤维性斑块的发生、动脉舒张能力下降以及左心房直径增大。这些发现进一步说明了动脉粥样硬化过程起始于幼年，并与肥胖、炎症、高血压及血脂异常有关。

3. 呼吸系统疾病

（1）阻塞性睡眠呼吸暂停　阻塞型睡眠呼吸暂停低通气综合征（OSAHS），是指睡眠时上气道完全阻塞，病人虽仍进行呼吸动作，但气体流动停止；部分气道阻塞是指阻塞性低通气。本病可造成严重的心肺疾病，包括肺心病和肺动脉高压。研究发现，肥胖与本病的发生有密切联系，与健康群体相比，肥胖儿童及青少年阻塞性睡眠呼吸暂停的发生率增加。

（2）哮喘　肥胖和哮喘是儿童常见病。目前，我国学龄儿童的肥胖率约为 8.9%，儿童哮喘患病率约为 3.3%。研究表明，全球范围内哮喘发病率及肥胖常出现同步增长现象。目前一致认为，哮喘和肥胖存在相互作用。哮喘儿童中，由于支气管痉挛或运动可能诱发哮喘发作，降低了患儿的运动能力；通过减肥降低患儿 BMI 可以达到改善肥胖患儿哮喘的治疗效果。

4. 生殖系统疾病

性早熟属于一种异常的生长发育，会对儿童的生长潜能形成影响，可能影响儿童身高，导致心理问题的出现。有研究显示，儿童肥胖，与生长潜能受损、肾上腺皮质功能提前出现、性早熟存在一定的相关性。机体中脂肪堆积过多会推动性早熟的出现，性早熟的前兆可以认为是脂肪的增加以及 BMI 的迅速上升。

5. 心理问题

儿童和青少年本来就处于生理和心理的快速发展期，心理问题是肥胖儿童最普遍的后果，其内容较为广泛，包括与人疏远、同伴之间关系不良、低自尊、厌恶自己的身体形象、焦虑及抑郁。这些心理障碍发生的风险随着年龄增长而增高，且女孩较男孩更易发生。肥胖是儿童时期受到羞辱与不合群的最常见原因。肥胖儿童和青少年会患有心理及社会调节障碍，还有可能受到歧视。

第四节　西医诊断与中医辨证

一、西医诊断

（一）病史

（1）家族史　询问家族三代人肥胖、高血压、动脉粥样硬化、高血脂、2型糖尿病以及癌症等发生情况。

（2）出生史　胎龄、出生体重、母亲孕期糖尿病史。

（3）个人喂养　婴儿期和儿童早期的喂养状况和体重增加的情况。

（4）日常情况　家庭成员与儿童参加体力活动、户外活动情况及日常娱乐方式。

（5）睡眠情况　睡眠时间、有无阻塞性睡眠呼吸暂停和日间瞌睡。

（6）青春发育　月经初潮和状况、痤疮、多毛等。

（二）体格检查

1. 测量体脂肪含量（body fat percentage，BF%）

体脂肪含量为人体脂肪组织占体重的百分比，是判断肥胖的直接测量指标。以此作为诊断肥胖的检测指标，符合肥胖的定义。目前已有多种直接测量技术，其中双能X线是"金标准"，该诊断技术最经济、易操作、无创，但设备体积大，价格昂贵，且需专业操作，不适合人群流行病学调查和高危个体的筛查。目前广泛应用的是生物电阻抗技术，甚至有替代体重计作为常规测量体重及脂肪率的趋势。

表1　不同年龄儿童BF%分度标准（%）

性别	年龄段（岁）	轻度肥胖	中度肥胖	重度肥胖
男	6~18	20	25	30
女	6~14	25	30	35

2. 测量身高、体重并计算BMI

单纯性肥胖诊断标准主要是体质量指数（BMI），又称体重指数，其计算公式为：

$$体质量指数（BMI）= 体质量（kg）/ [身高（m）]^2$$

表2　7～14岁儿童肥胖、超重筛查BMI界值（kg/m²）

年龄（岁）	男		女	
	超重	肥胖	超重	肥胖
7.0	17.2	19.2	16.9	18.8
7.5	17.5	19.6	17.1	19.1
8.0	17.8	20.1	17.3	19.5
8.5	18.2	20.6	17.6	19.9
9.0	18.5	21.1	17.9	20.4
9.5	18.9	21.7	18.3	20.9
10.0	19.3	22.2	18.7	21.5
10.5	19.7	22.7	19.1	22.1
11.0	20.1	23.2	19.6	22.7
11.5	20.4	23.7	20.1	23.3
12.0	20.8	24.2	20.5	23.9
12.5	21.2	24.6	21.0	24.4
13.0	21.5	25.1	21.4	25.0
13.5	21.8	25.5	21.8	25.5
14.0	22.1	25.8	22.2	25.9
14.5	22.4	26.2	22.5	26.3

3. 测量三头肌和肩胛下皮褶厚度。

4. 测量血压。

测量前保持安静状态5～10分钟，采用坐位右上臂肱动脉血压，连续测量3次，取后2次测量的平均值作为研究对象的收缩压和舒张压。

（1）立柱式水银血压计　测量前检查血压计水银柱是否在"零位"，若不在应予以校正。袖带宽度占上臂长度的2/3，气囊覆盖上臂周径80%左右，且不能重叠。袖带平整、舒适绑缚，下缘放置在肘关节前自然皱褶上方的2.5厘米处，松紧以可放入1根手指为宜，使气囊中心位于肱动脉部位。血压测试分别以Korotkoff第Ⅰ音和第

V音（消失音）作为收缩压和舒张压测量值。每次测量均松开袖带重新测量，间隔约1～2分钟。

（2）电子血压计　根据被测者右上臂围，选择合适型号的袖带。臂围介于13～22厘米选小号臂带，臂围介于22～32厘米选标准臂带，臂围介于32～42厘米选大号臂带。测量时右上臂穿过臂带，使标记布在肘关节内侧，空气管在肘部下侧，按下"开关"按钮，自动加压测量。

5. 有无畸形和遗传代谢病的外观表现。

6. 四肢长骨和脊柱有无骨骼异常而诱发或产生的肥胖。

（三）实验室检查

关于对超重及肥胖儿童的实验室检查并没有统一的标准，一些专家认为，对青春期早、中期的肥胖青少年，应进行内分泌病因的实验室检查和基本项目检测（如空腹血糖、胰岛素及血脂），包括：

- 糖代谢　血糖、胰岛素水平和糖化血红蛋白；
- 空腹血脂　总胆固醇、甘油三酯及HDL-胆固醇等；
- 肝功能；
- 内分泌功能　甲状腺功能、促肾上腺皮质激素和皮质醇等；
- 超声心动图　左心功能和肺动脉压力；
- 腹部影像学检查　早期定性和定量检测中心型肥胖患儿腹部的脂肪含量、分布情况及脂肪细胞对腹腔脏器，尤其是肝脏浸润程度的评价；
- 呼吸睡眠功能检测等。

二、中医辨证

（一）辨证要点

1. 辨常证

儿童肥胖症有脾虚湿阻、胃热湿阻、脾肾两虚、阴虚内热、肝郁气滞之分。

若饮食不节，嗜食肥甘，伤及脾胃，或脾胃气虚，运化失调，水湿内停，聚湿生痰而成肥胖，常兼有脾气虚证，如乏力、纳呆、腹满、肢体困重、舌淡胖、脉缓等。

若湿阻不化，郁而化热，或脾胃阴虚，燥热内盛，则口渴喜饮，消谷善饥，舌红，苔黄腻，脉滑数。若先天禀赋不足，脾肾两虚，脂质不能转化利用，则肥胖伴有畏寒肢冷，腰腿酸软，舌淡苔白，脉沉缓无力。

若肝肾阴虚，内生虚热，灼津为痰，壅于肌肤，则肥胖伴有五心烦热，头胀头痛，头晕眼花，舌红少苔，脉弦细等。

若情志不调，肝气郁结，气滞津停，留滞经脉肌肤，血行滞涩，脂质转化失常，清从浊化，脂膏内聚而肥胖，多有胸胁胀闷，月经不调，舌质暗红，脉细弦。

2. 辨轻重

轻度肥胖　体重超过标准体重的20%～39%，除肥胖外全身症状轻。

中度肥胖　体重超过标准体重的40%～49%。

重度肥胖　体重超过标准体重的50%以上，且常因脾胃肝肾失调，气虚痰湿阻滞，日久入络，经脉受阻，脂膏转化失常，浸淫脉络，阻滞气血，损伤五脏，发生变证。可出现睡眠障碍，夜间窒息发作，气短、发绀、心悸，甚至中风、胸痹等症，可危及小儿生命。

（二）治疗原则

本病病理是正虚邪实，以脾虚、脾肾两虚为本，痰、热、湿、滞、膏、脂为标，辨证有虚实之分，但多虚实兼夹，本虚标实，故治疗重在补虚泻实，以健脾补肾、祛痰化湿为主要法则。儿童单纯性肥胖症治疗方案不使用"减肥""减重"的观念，而以"控制体重"作为指导思想。考虑到儿童处于生长发育时期，禁用饥饿疗法、快速减重、服用"减肥品"、手术取脂等方法。中医治疗以调理体质为主，不主张用通腑和逐水药物治疗。单纯中药治疗效果欠佳者，可配合膳食调整、适当运动、行为矫正、针灸、推拿等方法综合运用。此外，心理疗法也有一定的辅助作用。

第五节　鉴别诊断

虽然多数儿童肥胖属于单纯性肥胖，但需排除其他疾病因素后方能诊断。临床常需与以下疾病进行鉴别。

1. 多囊卵巢综合征（PCOS）

本病因下丘脑 - 垂体 - 卵巢功能紊乱所致，是一种生殖功能障碍与糖代谢异常并存的内分泌紊乱综合征。患儿肥胖，月经量少，周期延长，甚至出现闭经；可有多毛、不孕和黑棘皮病；血睾酮增高，雌二醇减低；盆腔超声提示卵巢增大。此病亦可是肥胖的并发症。

2. Prader-Willi 综合征（PWS）

本病是人类父源 15 号染色体 q11-13 区域异常导致的基因组印记性疾病，又称肌张力低下 - 智能障碍 - 性腺发育滞后 - 肥胖综合征。该病于 1965 年由 Prader 等首次报道。患儿生长发育迟缓，智力低下，身材矮小，肌张力低。婴儿期喂养困难，语言发育较差；婴儿期后出现食欲旺盛、嗜睡而致过度肥胖；双额间距狭窄，杏仁形眼裂，上唇薄，嘴角向下，小手和小脚，青春期延迟，性腺发育不良，性功能减退；并具有糖尿病倾向。

3. 高胰岛素血症

由于胰岛素抵抗，为维持正常的血糖水平，机体自我调节机制使其胰岛 β 细胞分泌较多胰岛素来降低血糖，形成高胰岛素血症，空腹胰岛素 ≥ 85 pmol/L。患儿反复发作性空腹低血糖、肥胖、胰腺 B 超和 CT 有助于诊断。高胰岛素血症可造成以胰岛素分泌失调为特点的多种机体功能的紊乱，处在生长发育期的儿童尤其需要警惕。

4. 皮质醇增多症

本病又称库欣综合征，于 1921 年由 Harvey Cushing 首先报告，可因皮质醇增生、腺瘤和癌所致。患儿出现向心性肥胖，满月脸，水牛背，皮肤紫纹，高血压，生长停滞；血皮质醇增高，肾上腺 B 超和 CT 有助于诊断。

5. 药物性肥胖

长期使用肾上腺皮质激素、胰岛素或促进蛋白质合成制剂，使患儿食欲亢进，从而导致肥胖。一般停止用药后，肥胖可逐渐减轻。

第六节　治疗

一、西医治疗及研究进展

1. 治疗原则

儿童肥胖症的治疗首先是不妨碍儿童正常生长发育，更注重体质的调理，保持体重的相对稳定，并积极预防和改善肥胖引起的相关性疾病。因此，饥饿疗法、手术抽脂、药物减肥、禁食等均不宜对儿童使用。

2. 行为因素

纠正患儿与肥胖有关的不良生活习惯，主要包括饮食和运动方面。建立良好的饮食习惯，避免进食速度过快，减少油炸类食品，控制牛奶摄入，注重早餐质量，同时三餐定时定量。选择合适的运动项目，鼓励进行适宜的运动，提高每日活动量。

减少静态生活方式，每天不超过 2 小时。长期的屏幕暴露会导致儿童久坐，运动减少，同时电视中会播放多种多样不健康食物的广告，儿童分辨能力以及抵御诱惑的能力较差，长期进食这些食物会导致儿童的体重增加。

注重心理健康，对肥胖儿童进行心理疏导。鼓励患儿主动参与正常的社交活动，增强与同龄人之间的沟通，增强社会沟通交际能力。预防儿童抑郁症的发生。肥胖可以引起精神上的压力以及抑郁，面对孤独以及老师的责骂，有些儿童选择用吃零食的方式来发泄自己心中的不满以及抑郁，所以肥胖与精神心理因素是有关系的。

通过加强学校和家庭的健康教育、膳食干预、体育锻炼、心理咨询，提高老师及家长对肥胖判断标准的知晓率，认识到培养良好进食习惯与生活规律的重要性。加强营养教育，提高家长对儿童均衡膳食的认知，避免过度喂养。

3. 饮食因素

导致儿童肥胖的饮食因素主要有进食量、进食品种、进食频次、进食速度及进食环境等。在众多饮食偏好或行为中，进食速度快是重要的促进肥胖发生的危险因素。进食速度过快，满腹感反馈信号产生的时间长，会不自觉地摄入过多食物，引起儿童肥胖。有调查发现，食用早餐的频率越高，儿童肥胖的比例越低。

建立良好的饮食习惯，规律饮食，改善饮食结构，增加食物多样性；减少高能量和低营养食物摄入，增加食物纤维、蔬菜和水果的摄入；避免边看电视边吃零食；可将脂肪相对含量多的食物和动物性蛋白安排在早餐和午餐吃，晚餐以清淡为主；避免睡前加餐，改变偏食、挑食，吃甜食、零食，睡前吃点心和饭后立即睡觉等习惯。

4. 运动干预

在控制饮食的基础上应适当进行体育锻炼。遵循安全、有趣味、价格便宜、便于长期坚持并能有效减少脂肪的原则。充分做好运动前各项准备工作，实施体育锻炼项目前要向儿童提出要求，指导锻炼项目的动作要领及注意事项，检查并督促儿童按要求进行锻炼，保证体育锻炼的效果与安全。体育锻炼过程中密切观察儿童情况，若身体不适则不宜进行体育锻炼。同时，家长应积极参与其中，以激发儿童的运动兴趣。

（1）有氧运动　有氧运动可以通过增加能量的消耗从而减少体内脂肪的积蓄，抑制脂肪细胞的堆积，减小脂肪细胞的体积，而且降低了摄食效率，减少脂肪的沉积。一般选择的运动方式有慢跑、快走、爬楼梯、跳绳、游泳、骑自行车、太极拳和五禽戏等，避免剧烈运动。

（2）运动强度　应为中等强度，即运动后达到个人最大心率的75%，一般以运动时脉搏达到140～160次/分钟左右比较合适。运动处方的重点是延长每次运动的时间，而不是追求高强度的运动。避免儿童过于疲劳，以运动后有微汗，休息10分钟后心率恢复正常为宜。

（3）运动时间　每次至少30分钟，每周至少3～5次。另外，运动的时间最好在下午或晚上。

研究表明，运动联合合理饮食对体质量的长期控制更为有效。有氧运动结合膳食干预是目前研究中运用最广泛，且干预效果较为有效的。

5. 药物治疗

对于儿童单纯性肥胖者，不建议药物治疗。如经过正规的强化生活方式长久治疗后，肥胖患儿的体重仍未能下降或其并发症未缓解，建议对并发症进行药物治疗。

（1）二甲双胍　糖尿病预防计划（Diabetes prevention program，DPP）结果表明，1700毫克/天的二甲双胍治疗在前3年内可使患者体质量平均下降2.9千克，并且这种降低体质量的作用可持续近8年。研究认为，二甲双胍可能通过改善胰岛素抵抗、影响腺苷－磷酸（AMP）依赖的蛋白激酶（AMPK）信号通路、调节神经－内分泌、改变脂肪细胞因子水平及提高GLP-1浓度而影响食欲、调控能量代谢，从而起到降低体质量的作用。

（2）奥利司他　一种戊酸十二烷酯类化合物，口服后几乎不被消化道吸收，可通过共价结合脂肪酶的活性部位丝氨酸使脂肪酶失活，阻止食物中的三酰甘油水解及吸收，从而减少脂质摄入，是一种强效和长效的特异性胃肠道脂肪酶抑制剂。副作用可见胃肠排气增多，大便紧急感，脂肪（油）性大便，脂肪泻，大便次数增多和大便失禁。

6. 外科治疗

因为减重手术具有创伤性，选择合适的患者就显得尤其重要。而合适的患者，其术后糖尿病的缓解率相对较高。建议以下情况考虑外科治疗：

（1）患儿的青春发育达到 Tanner IV 或 V 期，达到成人或接近成人高度；

（2）患儿的 BMI>50 千克/米^2，或 BMI>40 千克/米^2 且存在严重并发症；

（3）经过上述正规生活方式治疗后，重度肥胖及并发症未缓解，而不管是否用过药物治疗；

（4）家庭成员心理状态良好，对手术有接受能力；

（5）医疗中心有经验丰富的外科医师；

（6）患儿能坚持健康的饮食习惯和体育活动。

二、中医辨证治疗及研究进展

（一）传统中医辨证治疗

1. 脾虚湿阻证

外观虚胖，疲乏无力，肢体困重，纳差，腹满，舌质淡红，苔薄腻，脉沉缓。

证机概要：本证以虚胖、肢体困重、腹满为特征，属虚实夹杂证。疲乏无力，脉沉缓著者，以脾虚为主；肢体困重，腹胀甚，苔腻著者，以湿阻为主。小儿脾常不足，若乳食过度，损伤脾胃，脾失健运，则痰湿内生；或外感湿邪，内蕴于脾，湿浊壅滞于肌肤，则肢体困重，倦怠乏力；脾气虚，运化失司，湿滞气机，则纳差、腹满；舌质淡红，苔薄腻，脉沉缓，为脾虚湿阻之象。

治法：健脾益气，化湿消肿。

代表方：平胃散加减。

常用药：苍术、厚朴、陈皮、干姜、炙甘草、白术、茯苓、山楂。若气短乏力等气虚甚者，加黄芪、党参；腹满明显者，加槟榔、木香、香附；湿盛者，加薏苡仁、冬瓜仁；脾阳不足者，加干姜、制附子。

2. 胃热湿阻证

肥胖臃肿，头胀眩晕，消谷善饥，肢重困楚，懒言少动，或口渴多饮，或大便秘结，舌红，苔腻微黄，脉滑数。

证机概要：本证以形体臃肿，消谷善饥，肢困怠惰，便秘，脉滑为特征，以实证为主。小儿脾常不足，过食肥甘厚味，不能腐熟、输布，日久郁而化热，脂膏壅聚体内，渐而发胖；燥热内盛，则消谷善饥，口渴多饮；湿热熏蒸于上，则头胀眩晕；湿邪困脾，则肢重困楚，懒言少动；胃肠结热，则大便秘结；舌红，苔腻微黄，脉滑数，为胃热湿阻之象。

治法：清胃泻热，除湿消肿。

代表方：泻黄散加味。

常用药：防风、藿香、山栀、生石膏（先煎）、薏苡仁、泽泻、荷叶（后下）、夏枯草、厚朴。若大便秘结者，加草决明、大黄；口渴多饮者，加麦冬、天花粉、石斛；湿盛者，加佩兰、砂仁（后下）。

3. 脾肾两虚证

肥胖虚浮，疲乏无力，腰酸腿软，畏寒肢冷，舌淡红，苔白，脉沉缓无力。

证机概要：本证多见于禀赋父母肥胖之体，以肥胖虚浮伴腰膝酸软、畏寒肢冷、舌淡、脉沉无力为特征。若虚浮肥胖、疲乏无力甚者，以脾虚为主；腰酸腿软，畏寒肢冷，夜尿多，则以肾阳虚为主。小儿脾常不足，肾常虚，先天禀赋不足之体，脾肾两虚，则脾失健运，肾失气化，津失输布，变生痰湿脂膏，壅聚体内，蕴于肌肤，则肥胖虚浮；脾主肌肉四肢，湿邪困脾，则疲乏无力；肾主骨生髓，肾气不足，不能温煦充养骨骼四肢，则腰酸腿软，畏寒肢冷；舌淡红，苔白，脉沉缓无力，为脾肾两虚之象。

治法：补脾固肾，温阳化湿。

代表方：六君子汤合五子衍宗丸加减。

常用药：陈皮、法半夏、茯苓、党参、炙甘草、白术、菟丝子、覆盆子、车前子（包煎）、仙茅。兼有形寒肢冷者，加肉桂、制附子（先煎）；腰膝酸软甚者，加杜仲、牛膝、女贞子；肥胖浮肿较重且气短气虚甚者，重加黄芪；湿重者，加苍术、白扁豆、泽泻。

4. 阴虚内热证

肥胖，头昏眼花，头目胀痛，腰痛酸软，五心烦热，低热，舌尖红，苔薄，脉弦细数。

证机概要：本证以肥胖伴五心烦热，低热盗汗，舌红少苔，脉弦细数为特征。素体肝肾阴虚，或热病伤津，阴虚阳亢，灼津为痰，痰浊脂膏积聚体内，蕴于肌肤，则肥胖；虚热夹湿浊上蒙清阳，则头目胀痛，头昏眼花；腰为肾之府，肝肾阴虚，精亏府空，则腰痛酸软；舌尖红，苔薄，脉弦细数，均为阴虚内热之象。

治法：滋阴清热，减肥降脂。

代表方：杞菊地黄丸加味。

常用药：枸杞子、菊花、生地黄、山茱萸、山药、泽泻、牡丹皮、制何首乌。若头晕头痛重兼急躁易怒等肝火旺者，加煅龟甲（先煎）、石决明；伴心胸闷痛，舌质紫黯、有瘀点等瘀血症者，加丹参、红花、桃仁；低热烦躁者，加知母、黄柏。

5. 肝郁气滞证

肥胖，胸胁胀闷，胃脘痞满，月经不调，闭经，失眠多梦，苔白或薄腻，舌质黯。

证机概要：本证以肥胖伴胸胁胀闷，失眠多梦，舌质黯红，脉细弦为特征。因情志不调，肝气郁结，气滞津停，阻滞经脉肌肤，脂质转化失常，清从浊化，脂膏内聚则肥胖；肝郁气滞，舌红，脉细弦，则胸胁胀闷，胃脘痞满；气滞血瘀，冲任失调，则月经不调，甚至闭经；肝血瘀滞，心血亦不足，心失所养，则失眠多梦；苔白或薄腻，舌质黯红，脉细弦，为气滞血瘀之象。

治法：疏肝理气，活血化瘀。

代表方：柴胡疏肝散加味。

常用药：柴胡、枳壳、白芍、陈皮、川芎、香附、炙甘草。瘀血征象明显者，加生山楂、丹参、桃仁；胸胁胀痛者，加延胡索、郁金；兼有脾虚者，加白术、茯苓；失眠多梦者，加炒酸枣仁、远志；兼有嗳气吞酸、口苦者，合用左金丸。

三、单味中药的研究

单味药的治疗作用，古代文献中已有记载。

1. 生大黄

味苦，性寒，归大肠、脾、胃、肝、心经。具有攻下积滞、泻火解毒、凉血止血、活血化瘀、清泻湿热的功效，可以荡涤肠胃，推陈致新，通利水谷，调中化食，安和五脏。现代研究表明生大黄具有抑菌、抗炎、抗癌、抗氧化及清除自由基、保护肝肾、抑制胰酶活性、抑制血小板聚集、改善微循环等多种药理作用。使用生大黄对肥胖症大鼠进行治疗发现，其空腹血糖水平明显降低，而血脂中甘油三酯（TG）、低密度脂蛋白胆固醇（LDL-C）均有所回落，高密度脂蛋白胆固醇（HDL-C）有所回升，提示生大黄对肥胖症的血糖血脂改善起到一定的作用。

2. 荷叶

性平，味苦，归肝、脾、胃经。具有清暑化湿、升发清阳、凉血止血的功效。《四声本草》中记载"荷叶服之，令人瘦劣"。现代药理研究已证实单味荷叶有降脂作用，荷叶水煎剂能减低全血比黏度、红细胞比容，改善血液浓黏状态。荷叶水煎剂具有明显降脂作用，对于防治高脂血症、肥胖症、动脉粥样硬化等具有重要意义。

除此之外，常见祛痰化浊、利湿降脂的单味中药还有虎杖、苍术、泽泻、茵陈、草决明、番泻叶、金银花等；常见活血化瘀、减肥祛脂的单味中药有丹参、益母草、生山楂、鸡血藤、赤芍、五灵脂、香附、当归、川芎等；常见滋阴养血、减肥降脂的单味中药有旱莲草、女贞子、何首乌、生地黄、山茱萸、枸杞子、灵芝等。

四、外治法

吴氏认为："外治之理即内治之理。"中药外治即将中药外搽直接作用于需要减肥的部位，对局部减肥有较佳的效果。同时，在建立常见中药外用功效的基础上，依据穴位刺激，经络传感，并结合现代经皮给药和全息生物理论等，进一步完善中药外治理论。

除以大黄的提取物为主的产品外，现发现苦杏仁、山茱萸的提取物，以及老鹳草属、獐牙菜属植物的提取物也具有外用减肥的效果。

五、针灸治疗

针对肥胖症本虚标实的病机，治疗原则为补虚泻实、平衡阴阳。补虚与泻实综合运用，发挥平衡阴阳、减肥消脂的作用。

《灵枢·终始》记载了针刺减肥法的原则，"故刺肥人者，以秋冬之齐"，说明了针刺治疗择时以秋冬的治疗原则。《针灸甲乙经》

指出："消渴嗜饮，承浆主之……嗜卧，四肢不欲动摇，身体黄，灸五里，左取右，右取左……阴气不足，热中，消谷善饥，腹热身烦，狂言，三里主之。"《针灸大成》曰："嗜卧，百会、天井、三间、二间、太溪、照海、历兑、肝俞……食多身瘦，脾俞、胃俞。"这些记载，为接触后世肥胖病人的多食易饥、嗜睡少动等主症提供了参考。针灸减肥疗效较好的主要是单纯性肥胖中的获得性肥胖者、超重者和性腺功能减退者。

1. 体针

脾虚湿阻证　取内关、水分、天枢、关元、丰隆、三阴交、列缺穴。

胃热湿阻证　取曲池、支沟、四满、三阴交、内庭、腹结穴。

脾肾两虚证　取内关、足三里、天枢、曲池、丰隆、梁丘、支沟穴。

阴虚内热证　取中脘、足三里、太溪穴。

肝郁气滞证　取肝俞、期门、曲泉、蠡沟、太冲穴。

可以取四穴，快速进针，捻转提插，得气后，用平补平泻手法，中等刺激，或留针20分钟，脾肾两虚用补法。1日1次，10次为1个疗程。

2. 耳穴埋针

取穴：口、脾、肺、心、神门、内分泌。

备用穴：耳迷根、交感、大肠。

耳郭按常规消毒，以小号止血钳夹持撤针准确刺入耳穴，用小方形胶布固定，每次1侧；左右交替3～4天换针1次，10次为1个疗程。

3. 耳穴压丸

取穴：脾、肺。

备用穴：神门、交感。

耳穴按常规消毒，王不留行籽高压灭菌阴干，用胶布贴压所选耳穴上，并予以按压，嘱其家长于每餐饭前代为按压穴位5分钟，按压时局部以有痛感为佳。每 7 天更换 1 次，4 次为 1 个疗程。

4. 灸法

取穴：阳池、三焦俞穴。

备用穴：地机、命门、三阴交、大椎穴。

每次取 2 穴用隔姜灸法，艾炷高 1 厘米，炷底直径 0.8 厘米，鲜姜片厚 2 毫米，待患儿感到施灸局部灼热难耐，易炷再灸。每穴灸 3～4 次，1 日 1 次，30 日为 1 个疗程。

5. 皮肤针

取穴：膀胱经背俞穴，中下腹两侧脾经、胃经、带脉的腹前部位。常规消毒，用七星针轻度叩刺，在每条经脉区间往返叩打 3 遍，以局部出现红晕为度。隔日 1 次，10 次为 1 个疗程。

六、推拿治疗

1. 循肺、胃、脾经走向推拿，点中府、云门、提胃、腹结、气海穴。再推拿膀胱经，点脾俞、胃俞、肾俞。

2. 分别先点按中脘、天枢，再以手掌在腹部以脐为中心，逆时针方向按揉 3 分钟，然后双手前后交叉将腹直肌提起，自上腹部提拿至下腹部，反复数次。再以四肢在左、右腹上、中、下等距离选定 3 点上下颤动，每点颤动 7～10 次，最后在腹部以脐为中心，顺时针按摩 3 分钟。

3. 6 岁以下患儿，推脊 5～7 遍，医者手掌自患儿大椎沿脊柱两侧向下推，推毕后再揉按两侧肾俞、脾俞各 50 次；摩腹 100 次，然后用两手拇指自患儿剑突处沿两边肋下分推 50 次；推按后承山 100 次。随证加减：脾虚湿阻证，加运脾土、运八卦、揉按足三里各 50 次；胃热湿阻证，加清大肠、退六腑、清胃经各 100 次；肝郁气滞证，加清肝经、拿肩井、按弦走搓摩各 50 次。每天按摩 1 次，4 周为 1 疗程，共治 3 个疗程。

七、饮食疗法

饮食治疗适合肥胖儿童的各个阶段，合理饮食是防治肥胖症的重要措施，须掌握以下几个原则：①定时定量进餐，不随便加餐；②三餐热量分配要得当，"早餐吃饱，午餐吃好，晚餐吃少"的原则较为适宜；③多吃热量低、饱腹感强的食品；④控制饮食总热量，营养均衡膳食；⑤减肥食品应美味可口，忌单调无味；⑥减肥计划应适应自己的饮食习惯，简便易行；⑦贵在坚持，持之以恒。

1. 治疗肥胖的药膳

（1）脾虚湿阻型 可选青鸭、白茯苓粥等。此型药膳常用原料有黄芪、茯苓、陈皮、泽泻、法半夏、生大黄、白扁豆、蚕豆、豌豆等。

（2）胃热湿阻型 可选用鲜拌莴苣、桑葚粥等。此型药膳常用原料为茯苓、白术、忍冬藤、大腹皮、生大黄、白菜、圆白菜、芹菜、莴苣、竹笋、莼菜、莲藕、苦瓜、马齿苋、马兰草、荸荠、鸭梨等。

（3）肝郁气滞型 可选决明山楂粥等。此型药膳常用原料为荷叶、草决明、瓜蒌、昆布、海藻、莱菔子、丹参、炙甘草、香橼、橙子、橘皮、橘子、佛手、荞麦、高粱米、刀豆、白萝卜、茴香、茉莉花、山楂、茄子、醋等。

（4）重度肥胖症患者 可选用加味赤小豆粥等。此型药膳常用原料为肉桂、熟地黄、茯苓、泽泻、山药、益母草、白芍、豇豆、刀豆、枸杞子、羊乳、牛乳、瘦肉、胡桃仁等。

药膳虽减肥效果缓慢，但持之以恒，亦能收到良好的效果。

2. 食疗方药

（1）脾虚湿阻证 带皮鲜冬瓜100克，粳米、薏苡仁各30克，煮粥食用，1日1次。

（2）肝郁气滞证 玫瑰花、代代花、茉莉花、川芎、荷叶各适量，开水冲饮。

（3）以下食物有助控制体重，可注意食用葡萄、牛奶、玉米、大蒜、韭菜、香菇、洋葱、胡萝卜、冬瓜、海带、燕麦。

第七节 预防

预防，是解决全球肥胖问题的最终方法。饮食和体力活动是肥胖发展的可调控危险因素，是肥胖预防措施的基石。饮食干预、运动调整、生活方式改变已是公认的儿童肥胖管理中的重要方面，近年来也越来越强调在儿童肥胖管理中家长的参与和行为模式的变化。考虑到儿童正处于生长发育时期，不管是药物或者饮食、运动的干预，均要考虑到儿童生长发育以及青春期的发育所需。因此，早预防、干预才是控制肥胖的关键。这和中医提倡的"治未病"理论不谋而合。

1. 干预饮食结构和饮食行为

2012年，时任美国第一夫人米歇尔·奥巴马提出抗击儿童肥胖的新计划，主张以运动为基础、加强饮食结构的干预模式减少儿童肥胖。2013年，NICE指南推荐通过改善学龄前儿童的食物质量以减少儿童膳食脂肪摄入和体重增加。在肥胖预防管理中，鼓励家长给予儿童低能量甜点（如水果、蔬菜、素食等）、提供大小合适的食物和固定儿童用餐时间，避免给予高能量食物（油炸薯片、巧克力、糖果等）、零食及含糖饮料。研究发现，在12个月内减少含糖碳酸饮料的摄入能有效减少超重和肥胖的发展，但该干预措施持续3年后未显示显著的减重效果，提示在肥胖预防管理中，饮食干预只是控制体重的一个重要方面，需要结合其他方面的综合干预方能达到减重的效果。

2. 运动和静息生活方式

2010年，苏格拉SIGN115（Scottish Intercollegiate Guideline Network）

提出，儿童肥胖病的预防很大程度上要基于改善家庭生活方式，强烈推荐每天至少运动（中等到高强度运动）1小时。鼓励3岁以下儿童尽可能多走路，运动时间应达到每天3小时。同时减少儿童静息生活的时间，建议每天看电视、电脑和电子游戏的时间不超过2小时。一项随机对照研究表明，对学龄前儿童实施基于幼儿园和家庭干预模式，通过增加运动和减少久坐习惯后，肥胖儿童在运动、久坐习惯和体重指数上都没有统计学意义。但针对在校儿童（11～15岁）为期2年的队列研究表明，通过运动和饮食干预可显著减少青少年女童（而非男童）的体重，提示运动应是儿童肥胖管理的重要方面。

3. 家长参与

鉴于家长是儿童饮食结构和饮食行为的主要调控者，家长是儿童肥胖管理的主要对象之一。研究表明，父母体重直接影响儿童的体重和儿童的生活方式。因此，家长参与是儿童肥胖管理的基础。众多研究都强调家长参与在预防学龄前、学龄期及青少年肥胖儿童措施中的重要性。Cochrane系统评价提出，儿童肥胖的预防和治疗是以家庭为基础的，父母（至少有一方）开始改变生活方式才是儿童肥胖治疗的开始，才能有效预防儿童肥胖。

4. 生命早期的预防

自DJ Barke等于1990年提出关于人类"健康与疾病起源"的新概念——DOHaD（Developmental Origins of Health and Disease），即许多成人期疾病的发生与早期发育过程密切相关，生长发育关键或敏感时期的营养状况和其他不良环境将对机体或各器官功能产生长期乃至终生的影响，即使脱离不良环境后，其影响也难以改变。研究者们开始广泛关注到孕期营养对于子代肥胖发生影响的重要性。因此，通过合理干预孕期营养（维生素D、叶酸等），可为肥胖的早期营养干预提供科学建议。

参考文献

[1] 黎海芪.实用儿童保健学[M].1版.北京：人民卫生出版社，2016：529-535.

[2] 梁黎，傅君芬.儿童肥胖与代谢综合征[M].北京：人民卫生出版社，2012.11：1-25.

[3] 张奇文，朱锦善.实用中医儿科学[M].北京：中国中医药出版社，2016：731-732.

[4] 汪受传.中医儿科学[M].2版.北京：人民卫生出版社，2011：701-709.

[5] 张桂菊，李志颖.小儿肥胖病病因病机探讨[J].辽宁中医杂志，2014，41（12）：2564-2566.

[6] 钱美加，王丽丽，钱美贺，等.中医药治疗小儿单纯性肥胖症[J].吉林中医，2017，37（9）：875-877.

[7] 侯瑞芳，陶枫，陆灏，等.肥胖的中医治疗进展[J].中华中医药学刊，2015，33（8）：1959-1960.

[8] 陈津津.儿童期单纯性肥胖症的研究进展[J].上海医药，2013，34（2）：10-13.

[9] 马梦姣，马斌.单纯性肥胖发病机制[J].世界最新医学信息文摘，2018，18（16）：89-90.

[10] 白洋，喻松仁.中医药治疗肥胖的概况[J].江西中医药，2018，49（422）：71-74.

[11] 杜彬，陶芳标.单纯性肥胖儿童饮食与静坐少动生活习惯的病例对照研究[J].中国学校卫生，2016，37（4）：511-513.

[12] 冯蓉蓉，赵鋆.中医"治未病"思想在预防儿童单纯性肥胖症应用[J].辽宁中医药大学学报，2017，19（9）：147-150.

[13] 熊斌，Todd Jackson，付蕾.青少年儿童肥胖现状与影响因素[J].现

代交际, 2018 (6): 92-94.

[14] 郭锡熔, 史春梅. 儿童肥胖病的诊断、病因及预防等研究进展 [J]. 中国儿童保健杂志, 2015, 23 (7): 676-679.

[15] 刘洋, 丁海龙, 闻德亮. 儿童肥胖病因学的国内外最新研究进展 [J]. 中国儿童保健杂志, 2014, 22 (11): 1171-1173.

[16] Kalliomaki M, Colladl MC, Salminen S, et al. Early differences in fecal microbiota composition in children may predict overweight [J]. Am J Clin Nutr, 2008, 87: 534-538.

[17] PETRIZ B A, CASTRO A P, ALMEIDA J A, et al. Exercise induction of gut microbiota modifications in obese, non-obese and hypertensive rats [J]. BMC Genomics, 2014, 15: 511.

[18] DUCA F A, SAKAR Y, LEPAGE P, et al. Replication of obesity and associated signaling pathways through transfer of microbiota of obesity and associated signaling pathways through transfer of microbiota from obese-prone rats [J]. Diabets, 2014, 63 (5): 1624-1636.

[19] RAHAT-ROZENBLOOM S, FERNANDES J, GLOOR G, et al. Evidence for greater production of colonic short-chain fatty acids in overweight than lean hunams [J]. Int J Obes (Lond), 2015, 38 (12): 1525-1531.

[20] HARRIS K, KASSIS A, MAJOR G, et al. Is the gut microbiota a new factor contributing to obesity and its metabolic disorders [J]. J Obes, 2012, 2012: 879151.

[21] 刘柳, 牟维娜, 刘元涛. 肠道菌群和肥胖的关系及其相关机制 [J]. 齐鲁医学杂志, 2017, 32 (2): 249-251.

[22] 李永华, 王晓川, 韩裕璧等. 中医学对肥胖病因病机的认识 [J]. 中医药学报, 2012, 40 (4): 4-5.

[23] 郑彩慧, 赵素君. 历代中医典籍对儿童单纯性肥胖病因病机的认识 [J]. 四川中医, 2015, 33 (5): 31-32.

[24] 刘俊, 郭毅, 刘晴, 等. 超重、肥胖与 2 型糖尿病相关性的 Meta 分析 [J]. 中国循证医学杂志, 2013, 13 (2): 190-195.

[25] 吕晓江，皮光环，刘崇海，等. 单纯性肥胖伴哮喘患儿自身 BMI 变化对哮喘发作的影响［J］. 重庆医学，2017，46（26）：3698-3700.

[26] 李焕玉. 肥胖儿童青少年心理健康研究述评［J］. 长江大学学报（自科版）2014，11（19）：84-89.

[27]Obama M. Let's Move!Raising a healthier generation of kids［J］. Child Obes,2012,8（1）:1-10.

[28] 李建平. 小儿单纯性肥胖中医治疗护理研究［J］. 时珍国医国药，2012，23（12）：3206-3207.

[29]Lampard AM, Franckle RL, Davis on KK. Maternal depression and childhood obesity: a systematic review［J］. Prew Med, 2014, 59（1）: 60-67.

[30] 鲁承熙. 孕期增重及婴儿喂养方式对儿童肥胖的影响［J］. 重庆医学，2014. 43（1）：111-113.

[31]BRAY GA. Medical treatment of obesity: the past，the present and the future［J］. Best Pract Res Clin Gastroenterol，2014, 28（4）: 665-684.

[32] 张安易，李生慧，马骏. 肥胖儿童生活方式的干预［J］. 中国儿童保健杂志，2018.26（3）：247-250.

[33] 林宴菱. 三种治疗单纯性肥胖方法的临床疗效研究［D］. 广州中医药大学，2012.

[34]National Institute for Health and Care Excellence. Managing overweight and obesity among children and young people：lifestyle weight management services [EB/OL].2013.www.nice.org.uk/Guidance/ph 47.

[35] 孟玲慧，梁亚军，胡跃华，等. 电子血压计与台式水银血压计测量儿童青少年血压的比对研究 [J]. 中华高血压杂志，2012. 20（8）：738-744.

第二章

肥胖儿童糖代谢异常

第一节 概述

肥胖儿童糖代谢异常包括 2 型糖尿病（type 2 diabetes mellitus, T2DM）和葡萄糖调节受损。2 型糖尿病是指由于胰岛素抵抗，导致胰岛素分泌相对不足，同时合并其他代谢异常。葡萄糖调节受损包括糖耐量受损和空腹血糖受损，是正常糖代谢到糖尿病的过渡阶段。

随着生活水平的提高和生活方式的改变，肥胖儿童日益增多，肥胖人群以每年近 1% 的速度增加，肥胖导致的糖代谢异常（葡萄糖调节受损和 2 型糖尿病）也出现逐年增高的趋势。世界范围内儿童糖尿病总人数以每年 3% 的比例递增，我国儿童糖尿病患者数量以每年 10% 的幅度上升，肥胖正在成为威胁儿童青少年健康的主要疾病。

现代医学研究认为，肥胖和糖代谢异常的发生取决于遗传因素和环境因素。脂肪组织不仅是能量存储器，而且还是功能强大的内分泌器官，脂肪组织通过分泌数十种脂肪因子与多种组织间对话，形成反馈调节（轴），参与糖脂代谢、能量平衡、免疫、炎症和血管稳态等众多生理功能的调节。其中脂肪组织使免疫系统激活、产生低度炎症反应、脂肪因子和激素分泌紊乱等，最终导致糖代谢异常的发生。

根据本病的临床表现，中医学将其归属为"消渴"病范畴。消渴之名，首见于《黄帝内经》。《灵枢·五变》曰："五脏皆柔弱者，善病消瘅。"指出禀赋不足者易患病。《素问·奇病论》曰："此肥美之所发也，此人必数食甘美而多肥也，肥者令人内热，甘者令人中满，故其气上溢，发为消渴。"《景岳全书》曰："消渴病，其为病之肇端，皆膏粱肥甘之变，酒色劳伤之过，皆富贵人病之而贫贱者少有也。"指出本病的发生与饮食不节有密切关系。《临证指南医案·三消》曰："心境愁郁，内火自燃，乃消症大病。"指出本病的发生与情志的相关性。《丹溪医集》有"肥人多湿"及"肥人多是痰饮"等论述，指出本病发病的重要病因为痰湿。朱丹溪亦云："三消之疾，燥热伤阴。"《证治准绳》对"三消"的分类做了规范，"咳而多饮为上消，消谷善饥为中消，渴而便数有膏为下消"。

治疗方面，儿童青少年糖代谢异常主要通过生活方式干预、饮食疗法、运动疗法以及药物进行治疗。《诸病源候论·消渴候》曰："先行一二百步，多者千步，然后食之。"初步认识到运动疗法对消渴治疗的意义。张景岳指出应分辨阴阳虚实，曰："凡治消之，最当先辨虚实，若察其脉证，果为实火，致耗津液者，但去其火，则津液自生，而消渴自止；若由真水不足，则悉属阴虚，无论上中下，急宜治肾。"清代程国彭强调指出："治上消者，宜润其肺，兼清其胃。治中消者，宜清其胃，兼滋其肾。治下消者，宜滋其肾，兼补其肺"。

第二节 病因与发病机制

一、西医病因病机

（一）病因

1. 遗传

目前，人类白细胞抗原（HLA）的状态与糖尿病发病机制尚未形成完整的关系链。研究发现，人类最主要的遗传系统就是人类白细胞抗原，它与很多疾病的发生发展密切相关。通过随机检测糖尿病人群的 HLA 水平，发现 2 型糖尿病与其之间的相关性。夏玲芝等通过对 118 例江苏地区汉族 2 型糖尿病个体进行聚合酶链反应直接测序（PCR-SBT），分型后得到 32 个 HLA-B 等位基因。其中，频率＞5％的6种等位基因频率合计为58.05％，占该人群的大多数。将此结果与20248例中华骨髓库江苏分库志愿者（健康人）的数据相比较，发现高频率等位基因种类不同。由此判断，2型糖尿病的发病可能与HLA-B存在一定的关联。

2. 肥胖

研究发现，肥胖尤其是腹部肥胖导致胰岛素抵抗（IR，即胰岛素敏感性下降，指胰岛素介导的葡萄糖利用率下降），是糖尿病发病的主要机制之一。张霞通过测量糖尿病患者的腰围/臀围比值、体质量、胰岛素、胆固醇、尿白蛋白等水平，比较正常体质量的2型糖尿病患者和肥胖型非糖尿病患者的差异，发现两类人群都存在胰岛素抵抗，对葡萄糖非氧化及氧化都产生了一定程度的影响。但在体质量正常的2型糖尿病患者中，血浆中胰岛素含量比正常体质量健康人群要高，但比肥胖型非糖尿病者明显低。由此可以大胆推测，腹部肥胖与胰岛素抵抗的两种不同表现都是由于同一种缺陷而引发的；腹部肥胖会导致人体出现胰岛素抵抗，两者之间存在必然联系。

3. 生活习惯

高脂饮食、饮食结构不均衡，运动量少等不良生活习惯也可能通过抑制代谢率造成2型糖尿病的发生。研究发现，如含高饱和脂肪的膳食主要为动物性食品已被证明可增高血液总胆固醇和低密度脂蛋白水平，并可引起胰岛素抵抗。但饮食中碳水化合物所提供的能量百分比与疾病的发生率呈负相关。体力活动作为糖尿病的影响因素，其独立性已被有关学者证实。国外有人对肥胖儿童青少年进行的横断面调查研究中发现，运动不足会产生胰岛素抵抗，而体力活动和锻炼会防止胰岛素抵抗的发生，增强了胰岛素敏感性。

（二）发病机制

天然免疫系统的激活、低度炎症反应、脂肪因子和激素分泌紊乱是肥胖与胰岛素抵抗的中介，最终会导致2型糖尿病的发生。目前认为，肥胖至少可通过脂肪组织和脂肪肝中浸润的巨噬细胞分泌促炎因子及脂肪因子，如抵抗素等，诱导肝脏和肌肉组织形成胰岛素抵抗。天然免疫反应中巨噬细胞、脂肪细胞等，受感染或从肥大的脂肪细胞中释放的游离脂肪酸等体外刺激时，可通过模式识别受体激活炎症信号通路，释放各种炎症因子、炎性介质及脂肪因子，形成恶性循环，引起胰岛素抵抗和胰岛细胞功能减退，导致血糖调节受损，这种低度炎性反应的长期刺激可能使肥胖儿童的糖尿病风险性增加，从而导致疾病发生。肥胖不仅仅是患糖尿病的危险因素，还是导致与糖尿病相关的胰岛素敏感性下降的主要原因。最新研究发现，肥胖儿童并发糖尿病与脂肪异位蓄积导致的胰岛素信号通路改变有关。肥胖儿童会在重要的胰岛素敏感器官中（如骨骼肌和肝脏）蓄积脂肪，导致胰岛素信号通路改变。而这些改变导致胰岛素抵抗增加，表现为葡萄糖代谢的非氧化途径缺陷、肌细胞内脂质含量升高、内脏器官和肝脏脂肪含量升高。其中肝脏脂肪蓄积是胰岛素抵抗的重要启动因子，脂肪严重蓄积与青少年前驱糖尿病有关。其中瘦素（LEP）和脂联素（APN）也发挥重要的作用。LEP通过作用于下丘脑可调节摄食和能量消耗，还能抑制胰岛素的分泌及调节胰岛素在靶组织的敏感性，在肥胖个体中存在LEP抵抗，从而加重胰岛素抵抗的程度。APN具有抗炎、增强胰岛素敏感性的作用，从而可改善代谢状况，抵抗动脉硬化和肿瘤的发生。LEP和APN可作为代谢异常的早期预警指标。

二、中医病因病机

（一）古籍中对病因病机的认识

中医学对本病的认识最早，且论述详尽。"消渴"之名，首见于《黄帝内经·素问》，《黄帝内经》中还有"消瘅""肠消"等名称的记载。《灵枢·五变》所论"其心刚，刚则多怒，怒则气上逆，胸中蓄积，血气逆流，宽皮充肌，血脉不行，转而为热，热则消肌肤，故为消瘅"，及《素问·气厥论》之"心移热于肺，传为鬲消"，皆认为心热导致消渴。汉代张仲景《伤寒杂病论》云："消渴，小便反多，饮一斗，溲一斗，肾气丸主之。"书中创立许多消渴的名方。隋代巢元方《诸病源候论》论述其并发症说："其病变多发痈疽。"朱丹溪认为："三消之疾，燥热伤阴"。《证治准绳》对三消的分类做了规范："咳而多饮为上消，消谷善饥为中消，渴而便数有膏为下消。"明清及其以后，对消渴的治疗有了进一步的发展。

（二）病因病机

1. 病因

肥胖引起糖尿病的病因，主要与先天禀赋不足、饮食不节、情志失调有关。

（1）先天禀赋不足 此为导致消渴病的重要因素。《灵枢·五变》中"五脏皆柔弱者，善病消瘅"，"热则消肌肤，故为消瘅"，皆论述了体质阴虚者，易生内热，肌肉因热而消。

（2）饮食失节 《素问·奇病论》云："此肥美之所发也，此人必数食甘美而多肥也，肥者令人内热，甘者令人中满，故其气上溢，转为消渴。"脾主升，胃主降，主饮食腐熟纳运，长期过食肥甘厚味，导致脾胃内伤，纳运失司。食积中焦，气机壅滞而中满，肥甘厚味积聚而为湿，郁久而化热，烧灼津液，而致消渴。

（3）情志失调 五志过极，精神刺激，或长期郁怒，思虑过度，导致气机郁结，郁久化火，消灼肺胃阴津而发为消渴。正如《临证指南医案·三消》说："心境愁郁，内火自燃，乃消证大病"。

2. 病机

消渴病之传统病机为"阴虚燥热"，主要是指阴精亏损，燥热偏盛，阴虚为本，燥热为标。两者互为因果，阴愈虚则燥热愈盛，燥热愈盛则阴愈虚。病变脏腑主要在肺、胃、肾，既相互影响又有所偏重。《医学纲目·消瘅门》说："盖肺藏气，肺无病则气能管摄津液之精微，而津液之精微者收养筋骨血脉，余者为溲。肺病则津液无气管摄，而精微者亦随溲下，故饮一溲二。"肺主行水，通过宣发肃降输布津液。若燥热伤肺，则津液不能敷布而直趋下行，随小便排出体外，故小便频数量多，肺不布津则口渴多饮。胃主腐熟水谷，"脾为胃行其津液"。若燥热伤脾胃，胃火炽盛，脾阴不足，则多饮口渴，消谷善饥；脾气虚不能转输水谷精微，则水谷精微下入小便，则小便味甘；水谷精微不能濡养肌肉，则形体日渐消瘦。肾藏精，肾阴亏则虚火内生，上至心肺则烦渴多饮，中灼脾胃则消谷善饥。肾失濡养，固摄失司，则水谷精微直趋下泄，随小便而排出体外，故尿多味甜。病变脏腑互为影响，如肺燥津伤，津液敷布失调，可导致脾胃失养，肾精失于滋养；脾胃燥热偏盛，灼伤肺津，耗伤肾阴；肾阴不足则阴虚火旺，上灼肺胃，终致肺燥胃热，故"三多"之症常可相互并见。

现代中医学认为肥胖引发的糖尿病的病机主要以痰浊为主。《景岳全书》曰："消渴病，其为病之肇端，皆膏粱肥甘之变，酒色劳伤之过，皆富贵人病之而贫贱者少有也。"《丹溪医集》更有"肥人多湿"及"肥人多是痰饮"等论述。金元四大家李东垣在治疗消渴病时，多用苍术、豆蔻等芳香化湿之品。痰湿是肥胖引发糖尿病的重要病机。脾主运化，既能运化饮食将其转化为水谷精微，又能运化水湿之气，参与全身的水液代谢。形体肥胖者，平素饮食失于节制，偏食肥甘厚味，缺乏运动锻炼，则脾运化水湿功能发生障碍，体内湿气内停，酿湿为痰，痰湿内生进一步困阻于脾，导致脾气愈加虚弱，气机运行无力，不能"散精"，五脏六腑不能承其精气而得到濡养；亦有胃火较盛者，灼伤脾阴，脾失健运，而生痰湿。正如清代张锡纯所说："其证起于中焦，是诚有理，因中焦脾病，而累及于脾也……致脾气不能散精达肺则津液少，不能通调水道则小便失节。"此为健脾法治疗糖尿病的理论本源。痰湿一方面可直接耗伤阴液，另一方面郁久化火又可损伤阴液，日久闭阻经络，阴精失于输布，使机体失去濡养而发为消渴病。痰湿既是病理产物，又是病因，不断进行恶性循环。

第三节 临床表现

肥胖儿童糖代谢异常是慢性进行性疾病，起病缓慢，早期常无症状。

1. 无症状期

多数糖代谢异常患儿无任何症状，仅于健康检查或因各种疾病就诊化验时发现血糖异常。不少患儿先前有肥胖，临床症状前数年患儿机体常已存在高胰岛素血症、胰岛素抵抗。糖尿病的前期症状普遍被认为是糖耐量减低和空腹血糖受损所致。

2. 典型的"三多一少"症状

即多尿、多饮、多食及体重减轻。血糖升高，因渗透性利尿引起多尿，继而出现口渴多饮。为维持机体活动、补充丢失的糖分，常出现易饥多食。体内葡萄糖不能利用，蛋白质和脂肪消耗增多，引起体重减轻。早期2型糖尿病患儿出现胰岛素分泌高峰延迟，引起反应性低血糖。

3. 并发症

遍及全身各组织器官，这些并发症可单独出现或以不同组合同时或先后出现。

第四节 西医诊断与鉴别诊断

一、西医诊断

2017年中华医学会儿科学会内分泌遗传代谢学组制定的《儿童青少年2型糖尿病诊治中国专家共识》确定2型糖尿病的诊断分2

步。首先确定是否符合糖尿病的诊断标准,然后再分型。

1. 糖尿病的诊断

基于症状和血浆葡萄糖检测。目前,我们仍然依据美国糖尿病协会和国际儿童青少年糖尿病协会共同制定的诊断标准,符合该标准以下 4 条中的 1 条即可诊断糖尿病。

(1)空腹血糖≥ 7.0mmol/L(126mg/dL);

(2)糖耐量试验(1.75g/kg 无水葡萄糖溶于水作为糖负荷,最大不超过 75g,2 小时血糖≥ 11.1mmol/L(200mg/dL);

(3)有糖尿病的"三多一少"症状且随机血糖≥ 11.1mmol/L(200mg/dL);

(4)糖化血红蛋白(HbA1c)> 6.5%。

2. 糖尿病的分型

有以下表现者提示为 2 型糖尿病患者。有明确的 2 型糖尿病家族史,肥胖,起病缓慢,症状不明显,发病年龄较大,无需使用胰岛素治疗,或存在胰岛素抵抗的相关表现,如黑棘皮病、高血压、血脂异常等。

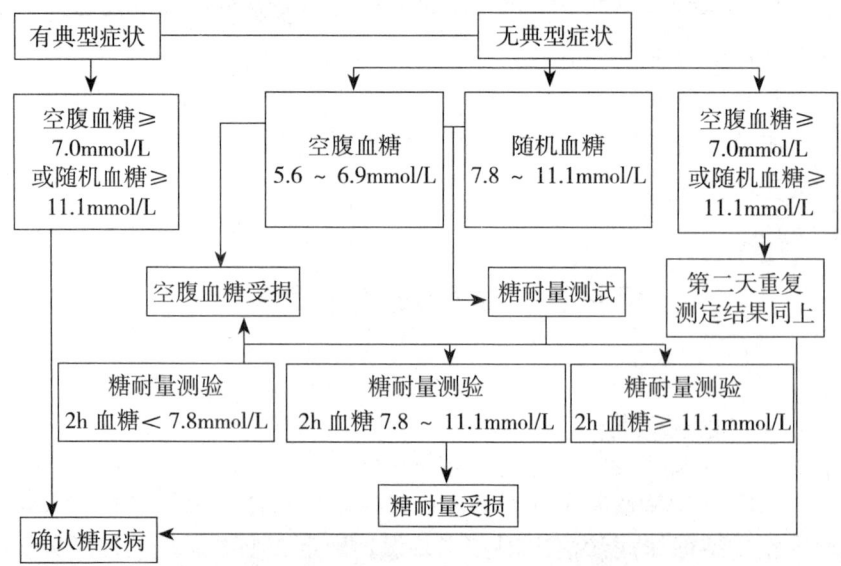

图 1 儿童青少年糖尿病的诊断路径图

二、鉴别诊断

（1）其他还原糖尿症　尿中果糖、乳糖均可使班替实验呈色而尿糖阳性，但无多饮、多尿、多食，血糖正常。

（2）非糖尿病性糖尿症　主要是肾脏排泄葡糖糖功能异常所致。如范可尼综合征、肾小管酸中毒、胱氨酸尿症或重症重金属中毒等，可发生糖尿，但血糖正常。

（3）继发性糖尿病　如库欣综合征、甲状腺功能亢进症等，有相应临床表现和实验室异常。

（4）尿毒症　糖尿病患儿发生酮症酸中毒昏迷时应与尿毒症鉴别，后者有肾脏病史与肾功能损害，血糖正常。

第五节　治疗

儿童青少年糖代谢异常的治疗方法主要分为药物治疗和非药物治疗。参照2017年中华医学会儿科学会内分泌遗传代谢学组制定的《儿童青少年2型糖尿病诊治中国专家共识》整理如下。

一、治疗目的

1. 保持血糖在目标范围。
2. 保证患儿正常生长发育。
3. 预防及控制各种并发症。

二、非药物治疗

对于糖尿病早期多采用非药物治疗达到控制血糖的目标。
1. 生活方式的干预

2型糖尿病的首要治疗手段，要注重全家的参与；同时，完整的教育和治疗队伍还应包括营养师、心理医生、社会工作者和运动生理学家等在内的多学科教育和管理者。其中各种培训计划、心理咨询等，都应作为评估、监测和治疗的一部分。对于糖尿病前期和具有患糖尿病高危因素的患儿，更应强调生活方式干预以有效降低发病率。生活方式的改变是 2 型糖尿病治疗的基石。

2. 饮食疗法

2017 年《儿童青少年 2 型糖尿病诊治中国专家共识》指出糖尿病前期及糖尿病患者应接受个体化的医学营养治疗（MNT）以达到治疗目标。MNT 包括对患儿进行个体化营养评估并制定相应的营养干预计划，保证患儿在正常生长发育的前提下，纠正已发生的糖代谢紊乱，从而延缓并减轻糖尿病及并发症的发生与发展。

血糖控制达标的关键仍然是监测碳水化合物的摄入量。参照《中国居民膳食指南》，保持食物多样化、营养均衡的前提下，每日碳水化合物供能比 45%～60%，其中碳水化合物的来源为低血糖生成指数（GI）食物，供能比可达 60%。推荐食用富含膳食纤维、低血糖生成指数的食物如全麦（全谷）粉、荞麦、粉丝、黑米、粟米等，以及蔬菜、水果、豆类和奶制品。应避免含糖饮料的摄入，逐渐代之以水。少吃零食，减少精制单糖如加工糖果和高果糖的玉米糖浆等的摄入。脂肪的摄入以每天占总能量的 25%～30%；同时应增加植物脂肪占总脂肪摄入的比例，限制饱和脂肪酸与反式脂肪酸的摄入量，饱和脂肪酸的摄入量不应超过供能比的 10%。膳食纤维可改善餐后血糖代谢和长期糖尿病控制，谷物膳食纤维还可增强胰岛素敏感性。推荐糖尿病患儿的膳食纤维摄入量为 10～14g/4184kJ（1000Kcal）。

3. 运动

运动是一项重要治疗手段。要注意调动患儿的积极性，循序渐进。首先要制定可以达成的运动目标，鼓励患儿进行每天至少 60 分钟的中等强度运动，可以将其分为几个时间段来完成。对于心肺功能异常者，或严重高血压者，或严重高血糖代谢不稳定者，需根据病情在医生的指导下适量运动。

运动方式：多采用一些既增加能量消耗又容易坚持的有氧运动项目，也可采用力量运动和柔韧性训练相互结合。有氧运动如快走、慢跑、上下楼梯、跳绳、打球、游泳、骑自行车、登山等。力量运动可采用哑铃、杠铃以及其他的沙袋、器械等进行；柔韧性训练包括各种伸展性活动。

运动强度：可以用脉搏来衡量。有氧运动时脉搏应达到最大心率的 60%~75%，可参照公式：

$$脉搏 = (220 - 年龄) \times (60\% \sim 75\%)$$

运动时间：坚持每天锻炼至少 30 分钟，最好达到每天 60 分钟的中等运动强度。每周至少完成中等强度运动 5 天才可达到控制体重的目的。

三、药物治疗

尽管成人 2 型糖尿病有多种药物可供选择，但对于儿童青少年的药物治疗，世界上大部分地区仅批准应用二甲双胍和胰岛素。

1. 二甲双胍

指征：如果患儿代谢尚稳定（HbA1c＜9% 及随机血糖＜13.9mmol/L 且无症状），应以二甲双胍开始治疗。

剂量：初始剂量 500mg/d，连用 7 天，接下来 3~4 周内每周增加 500mg/d，HbA1c 最大不超过 2000mg/d。

疗效：现认为长期应用二甲双胍后，血糖可降低 1%~2%，也可一定程度上降低体重。

2. 胰岛素

胰岛素可快速改善代谢异常并能保护胰岛 β 细胞功能。用于随机血糖＞13.9mmol/L 和（或）HbA1c＞9%，糖尿病酮症酸中毒或代谢不稳定的患儿。

剂量：1天1次中性鱼精蛋白锌胰岛素或基础胰岛素（0.25～0.5U/kg起）往往能有效控制代谢异常。如果患儿代谢不稳定但无酸中毒，可联用二甲双胍。如果二甲双胍和基础量胰岛素（最高1.2U/kg）联用仍不能达到目标，需要逐渐加用餐前胰岛素，直到血糖正常。病情稳定后胰岛素每次减量30%～50%，过渡到单用二甲双胍，过渡期往往需要2～6周。

疗效：胰岛素控制血糖起效快，疗效肯定。但据统计，90%的青少年2型糖尿病患儿在起始治疗时单用二甲双胍即可控制病情。

3. 血糖监测及控制目标

2型糖尿病自身血糖监测频次对血糖控制的影响虽弱于1型糖尿病，但是仍不可缺少。自身血糖监测的频次应基于血糖控制情况和自身条件个体化，血糖控制理想时，1周数次餐前餐后血糖测量即可，而控制不理想时，应增加测量频次，如每日三餐前后加凌晨的血糖。如果使用胰岛素，一定要注意无症状低血糖的风险。糖化血红蛋白一般每3个月测1次，如未达标则需要强化治疗。美国糖尿病协会建议，对于所有糖尿病患儿，推荐目标 HbA1c < 7.5%。

四、代谢手术

儿童患者代谢手术的研究相对有限。

根据国际儿科内分泌手术协会指南，对于接近成人身高的青少年，体重指数（BMI）> 40kg/m² 或 BMI > 35 kg/m² 并有严重并发症者可考虑手术干预。一项针对严重肥胖青少年的代谢手术指南指出，代谢手术应在发育阶段 Tanner 4～5期，接近成人身高，男孩 > 15岁，女孩 > 13岁方可进行。胃束带和袖管胃切除术等较新的手术较为安全，但对儿童患者，还是不推荐常规应用。代谢手术应该在具有多学科团队的有治疗糖尿病和胃肠外科经验的大医院进行，手术后仍要坚持生活方式的干预。

五、中医辨证治疗与研究进展

(一) 辨证论治

1. 上消

口渴多饮,口舌干燥,烦热多汗,尿频量多,舌边尖红,苔薄黄,脉洪数。

证机概要:肺热津伤。

治法:清热润肺,止渴生津。

代表方:消渴方加减。

常用药:黄芩、黄连、知母清热降火;天花粉、麦冬、生地黄、藕汁生津清热,养阴增液。玉泉丸或二冬汤可用于肺热津亏、气阴两伤证,临床症状以烦渴不止、小便频数、脉数乏力为主。

2. 中消

(1) 胃热炽盛证

多食易饥,口渴而尿,形体消瘦,大便干燥,苔黄,脉滑实有力。

证机概要:胃热津伤。

治法:清胃泻火,养阴生津。

代表方:玉女煎加减。

常用药:玄参、生地黄、麦冬、沙参滋肺胃之阴;生石膏、知母、黄连、栀子清胃泻火;川牛膝,引热下行。若大便秘结不行,则润燥通腑,"增水行舟",选用增液承气汤,待大便行后,再转上方治疗。白虎加人参汤亦可用于本证。方中以生石膏、知母清肺胃之火,人参益气扶正,甘草、粳米益胃护津,达到益气养胃、清热生津之效。

(2) 气阴亏虚

口渴而饮,能食或饮食减少,精神不振,四肢乏力,体瘦,能食者多大便稀,舌质淡红,苔白而干,脉弱。

证机概要：气阴不足，脾失健运。

治法：健脾益气，生津止渴。

代表方：七味白术散加减。

常用药：黄芪、白术、党参、茯苓、山药益气健脾；木香、藿香醒脾行气散精；葛根升清生津；天冬、麦冬养阴生津。肺有燥热，加地骨皮、知母、黄芩清肺热；气短汗多加五味子、山萸肉敛气生津；口渴明显，加天花粉、生地黄养阴生津；食少腹胀，加砂仁、鸡内金健脾助运。

3. 下消

（1）肾阴亏虚证

尿甜或尿频量多，混浊如脂膏，或头晕耳鸣，腰膝酸软，乏力，口干唇燥，皮肤干燥，瘙痒，舌红苔少，脉细数。

证机概要：肾阴亏虚。

治法：滋肾补阴。

代表方：六味地黄丸加减。

常用药：熟地黄、山萸肉、枸杞子、五味子固肾益精；山药滋补脾阴；茯苓健脾利湿；泽泻、牡丹皮清泄火热。

（2）阴阳两虚证

小便频数，混浊如膏，甚至饮一溲一，面容憔悴，腰膝酸软，四肢欠温，畏寒肢冷，舌苔淡白而干，脉沉细无力。

证机概要：阴损及阳，肾阳衰微，肾失固摄。

治法：滋阴温阳，补肾固涩。

代表方：金匮肾气丸加减。

常用药：熟地黄、山萸肉、枸杞子、五味子固肾益精；山药滋补脾阴；茯苓健脾利湿；制附子、肉桂温肾助阳。本方以六味地黄丸加用制附子、肉桂以温补肾阳。

对于上述各种证型伴有瘀血的病变可酌情添加活血化瘀的药物，如丹参、川芎、郁金、红花、牛膝等。

(二)现代中医研究进展

1. 中医理论研究进展

对于消渴病的治疗，现代医家提出了不同治法。多数医家认为，肥胖并发糖代谢异常多以痰湿为主，病位主要在脾，提出健脾化湿的治法。有些医家认为消渴的发生发展与肝有关，从而提出从肝论治；部分医家发现消渴早期多火热征象，故采用清热解毒法。临床上还有一些医家从整体出发，提出肝、脾、肾同治。陆付耳教授根据多年临床经验提出糖尿病从"毒"论治的假说，并指出补肾养阴、解毒扶阳、化瘀通络法应为中医治疗2型糖尿病的主要治法。林兰教授根据多年临床经验提出糖尿病三型辨证理论。

（1）健脾化湿　现代多数医家认为脾是消渴的病位所在。例如，施今墨先生认为治疗消渴，脾、肾为关键，因滋肾可以降火，补脾气可以助运化，使水得以升，火得以降，中焦健运，气复阴回，血糖即可恢复正常。并创立黄芪配山药，苍术配玄参的药对。山东中医药大学程益春教授根据现代人的生活特点总结出现代糖尿病患者病因为情志不畅、饮食失节、劳欲过度。情志不畅则伤肝，《金匮要略》中提到"见肝之病，知肝传脾，当先实脾"的治疗方法。当代人嗜食肥甘厚味，最终导致脾运化失常，随后累及他脏。其次，当代人好思、久卧，思虑过度伤及心脾，久卧耗气，都会影响脾脏。由此程教授认为，健脾为治疗消渴病之大法。胡梅芳认为，肥胖2型糖尿病的主要病机为脾虚湿盛、瘀阻络脉，治疗拟健脾化湿、通络活血，降糖与通络并重。故采用七味白术散合补阳还五汤加减配合西药降糖药等治疗肥胖2型糖尿病患者64例。结果显示：改善临床症状，降低体重指数，改善糖、脂代谢，并且能显著增加胰岛素敏感性。李莉芬等人以健脾化痰活血为法，观察自拟健脾化痰活血方（佩兰10克，苍术10克，黄芪30克，葛根30克，茯苓15克，法半夏10克，炒白术10克，丹参30克）对60例2型糖尿病胰岛素抵抗患者降血糖、调血脂、提高国际敏感指数（ISI）方面的治疗作用，治疗组在基础降糖的同时服用自拟健脾化痰活血方，对照组仅用基础降糖治疗。结果：两组治疗后 ISI 有非常显著性差异（P < 0.01），HOMA-IR 有显著差异（P < 0.05），提示健脾化痰活血方有降血糖、提高 ISI 的治疗作用。

（2）从肝论治　郑敏山根据脏腑理论，发现消渴病发生发展与肝关系密切。肝主疏泄，能协调人体气机升降出入。肝失疏泄，则人体气机紊乱，进而使人体内气血津液输布失调，从而出现消渴病。消渴病的发病首先是疏泄失调（胰岛功能紊乱），肝主疏泄，因此消渴的发生发展与肝有关。从肝论治，通过清肝、调肝等使得人体气机调达，升降有序，使气血津液输布正常，病证自消。李道本等发现消渴病早期以肝郁为主，后致肝郁化火、气伤津亏、痰浊和瘀血内生，从而产生消渴各症。周则为认为肝气郁结、肝经实热、肝血瘀滞可能是消渴病的一种致病因素。

（3）清热解毒　岳仁宋等根据临床观察所见，发现糖尿病早期出现咽燥口干、心烦易怒、多饮多食、尿赤便秘等一派火热征象，结合古代医家的临床实践，提出了"消渴早期当从火断"的观点，认为治疗消渴早期的主要治则是甘寒清热、理糖泄毒，为中医药早期干预消渴病提供新思路。

（4）肝脾肾三脏同治　赵丹丹等立足于中医的整体观念、治病求本及标本兼顾的观念，提出肝、脾、肾三脏同调。徐丽君等认为，根据祖国医学理论，认为消渴病以虚为本，虽病变可累及肺、脾、肾等脏腑，但肾虚为主，肾虚日久还可兼有气虚血瘀。

（5）从"毒"论治　陆付耳教授是中医内分泌及代谢性疾病的知名专家，从事糖尿病科研及临床 20 余载，多有造诣。他提出糖尿病从"毒"论治的假说，结合中西医学理论，系统地分析了"毒"在糖尿病及其并发症发病机制中的作用，提出补肾养阴、解毒扶阳、化瘀通络法应为中医治疗 2 型糖尿病的主要治法。

①辨证不唯阴虚燥热　传统认为治疗消渴以滋阴为主，但陆教授在临床实践中发现，消渴病燥热内盛的情况主要存在于疾病的早期阶段。对于病程较长者，气虚、阳虚、热毒、络瘀为辨证治疗的重点。口干者多处于消渴早期，而病程较长者则无明显的口干症状，而以气虚乏力、皮肤瘙痒、视物模糊、睡眠障碍、手足溃烂、手足不温为主要表现。中后期虚损兼夹症候不可忽视，甚至决定了辨证治疗的主要方向。

②治疗推崇解毒扶阳　陆教授治疗糖尿病，处方独具特色，主要的药物组成有黄连、肉桂、桑叶、桑白皮、桑椹子、葛根、丹参、山茱萸、葫芦巴、补骨脂、淫羊藿、僵蚕、蝉蜕。其中黄连、桑叶、桑白皮清热解毒，桑椹子、山茱萸、葛根滋阴，葫芦巴、补骨脂、淫羊藿等补肾扶阳，葛根配丹参、僵蚕配蝉蜕又可化瘀通络。全方共奏滋阴补肾、解毒扶阳、化瘀通络之功。临床中，根据患者气血阴阳的偏盛偏衰随证加减。口干者加石斛、黄精、生地黄，重用葛根；肝郁不舒、胁痛加香附、柴胡；少腹急结加小茴香、荔枝核；腰痛者加杜仲、续断；手足不温者加干姜、制附片；阳痿早泄者加五味子、枸杞子、菟丝子，并重用山茱萸；盗汗、失眠多梦者加煅龙骨、煅牡蛎，重者生用，并加炒酸枣仁、夜交藤；血瘀络阻者加桃仁、红花、三七；气虚乏力者加黄芪、白术；便秘者加肉苁蓉、枳实、熟大黄；湿盛者加苍术、佩兰。

③注重化瘀通络　糖尿病患者多久病络瘀，长期的高糖状态对微血管造成损伤，糖尿病多数并发症大都和微血管病变密切相关。陆教授临症治疗糖尿病多用葛根和丹参配伍化瘀通络。丹参活血化瘀、行气止痛、祛瘀生新；葛根发表解肌、生津止渴、通行经脉。《神农本草经》载葛根可以"解诸毒"，但更可利用其辛散之性疏通经络。葛根配丹参，可以促进丹参的行血之功，这对改善心血管、

外周微血管并发症具有重要意义。对于舌质暗、有瘀斑的患者，随方加三七、红花等。

（6）林兰教授创立"糖尿病三型辨证理论" 林兰教授是我国著名的糖尿病专家，具有很高的学术建树、声誉和影响力，是本学科领域的著名专家。通过大量临床实践，创立"糖尿病三型辨证理论"，将糖尿病辨证分为阴虚热盛、气阴两虚、阴阳两虚三型。三型辨证反映了糖尿病早、中、晚三个阶段。其中阴虚热盛型病程短、病情轻、并发症少而轻、表现以胰岛素抵抗为主的早期阶段；气阴两虚型病程较长、发病年龄较大、有诸多较轻并发症，表现为胰岛素抵抗为主的中期阶段，为糖尿病病情转机的关键证型；阴阳两虚型病程长、年龄较大、并发症多且严重、表现为胰岛功能衰竭，为糖尿病晚期阶段。三型演变符合现代医学将糖尿病分为胰岛素抵抗、胰岛细胞功能紊乱、细胞功能衰竭的规律。

2. 专方专药

单味药研究目前已证实，超过 60 种单味中药具有降糖作用。其中改善胰岛素抵抗的药物研究集中在黄芪、黄连、大黄、人参、薏苡仁、葛根、麦冬等药物上。在药理研究中发现，许多单味药或复方制剂都显示了多种降糖机制，对抑制葡萄糖的肠吸收、改善脂肪代谢、增加胰岛素受体的敏感性等均有作用。如黄芪，欧阳静萍等观察了黄芪多糖对 2 型糖尿病大鼠肝脏 PTPlB 的表达，从而证明黄芪多糖能显著改善其葡萄糖耐量和增加其胰岛素敏感性，显著减轻其肝脏内质网应激。黄芪多糖还可通过减轻内质网应激诱导的 ATF6 活化，发挥胰岛素增敏作用而改善胰岛素抵抗。亦有学者发现葛根素注射液有改善 2 型糖尿病患者胰岛素抵抗的作用，其作用机制可能与调节肿瘤坏死因子和维生素 A 结合蛋白水平有关。红参也能提高胰岛素敏感性，红参用于正常人口服葡萄糖耐量试验也能降低餐后血糖。

3. 复方药

目前中医药防治胰岛素抵抗研究过程是临床报道最多的一部分。邓德强等人观察了"培土活血解毒法"（基本方：黄精、山药、虎杖各15～30克，黄芪10～20克，当归10～15克）对2型糖尿病患者血糖及其胰岛素抵抗的影响。结果显示，该法有提高机体对胰岛素敏感性及降糖的功效。彭利等人观察复方鬼箭羽汤（由鬼箭羽、葛根、丹参、当归、制大黄、黄连等药物组成）改善高血压病胰岛素抵抗及血液流变学的作用。结果证实：复方鬼箭羽汤对高血压病胰岛素抵抗有确切的改善作用，而且能够改善高血压病患者异常的血液流变学指标。

4. 外治法

（1）针刺治疗

治法：清热养阴。取相应的背俞穴为主。

主穴：肺俞、胃俞、肾俞、胃脘下俞、三阴交、太溪穴。

配穴：上消证配太渊、少府；中消证配内庭、地机；下消证配复溜、太冲。

患者若出现肌肤瘙痒配膈俞、血海；上肢疼痛配肩髃、曲池；视物模糊配太冲、光明；上肢麻木配少海、手三里；下肢疼痛或麻木配阳陵泉、八风。

方义：消渴病的病位在肺、胃、肾，故取肺俞以清热润肺、生津止渴；取胃俞、三阴交清胃养阴；取肾俞、太溪以滋养肾阴；胃脘下俞为治消渴的经验穴。

操作：背俞穴不可深刺，以免伤及内脏。余穴常规针刺。

注意：针灸治疗消渴对早、中期患者及轻型患者效果较好，疗程较长，需坚持治疗。若病程长而病重者，应积极配合药物治疗。消渴病患者的皮肤极易并发感染，在针刺过程中应严格消毒。

文献报道，针刺可能通过神经、免疫、内分泌网络系统作用于人体，而整体调节人体代谢，从而起到改善胰岛素抵抗的作用。曲齐生等用针刺脊穴观察对实验性大鼠胰岛素抵抗逆转作用，结果发现针刺防治组和针刺治疗组的 FPG、FINS、FINS/C-肽（C-P）较模型组显著下降，表明针刺夹脊穴能改善实验性大鼠胰岛素抵抗状态。防治组的治疗效果优于治疗组（P<0.05），说明及早进行针刺可以更有效地干预胰岛素抵抗。张娜等收集共 203 例 2 型糖尿病患者，采用电针联合耳针进行辨证治疗，1 个月为 1 个疗程，共 3 个疗程。治疗前后检测相关实验室指标，并分析相关因素（证型、肥胖度、年龄、病程、病因、诱因）对临床疗效的影响。结果发现治疗后患者空腹血糖（FPG）、血脂 [总胆固醇（TC）、三酰甘油（TG）、低密度脂蛋白（LDL-C）]、空腹胰岛素（FINS）、胰岛素抵抗指数（HOMA-IR）、空腹瘦素（FLP）较治疗前明显下降（$P < 0.01$），高密度脂蛋白胆固醇（HDL-C）、胰岛素敏感指数（ISD）和胰岛素分泌指数（HOMA-β）明显回升（$P < 0.01$）。证型对临床疗效无影响（$P > 0.05$），而肥胖度、年龄、病程、病因、诱因均影响疗效（$P < 0.01$）。刘美君等观察 85 例气阴两虚型患者，治以健脾益气、养阴生津、除湿降脂，联合采用耳针、艾条灸、体针施治。观察患者的相关实验室指标 3 个月后，发现针灸明显改善了气阴两虚型患者的糖、脂质代谢及胰岛素抵抗。

（2）推拿治疗

基本治法：益气补肾，养阴清热。

①背腰部操作

取穴：大椎、膈俞、胰俞、肝俞、胆俞、脾俞、胃俞、肾俞、命门、三焦俞、阿是穴。

手法：㨰法、一指禅推法、按揉法、振法、擦法。

操作：患者取俯卧位。医者用㨰法在背部脊柱两侧施术，约 6 分钟。用一指禅推法推背部脊柱两侧膀胱经第一侧线，施术从膈俞至肾俞，往返操作约 8 分钟。指按揉胰俞和局部阿是穴为重点，每穴约 3 分钟，膈俞、肝俞、胆俞、脾俞、胃俞、肾俞、三焦俞、局部阿是穴,每穴约为1分钟。指振大椎穴约1分钟。用擦法直擦背部膀胱经第一侧线,重点横擦肾俞、命门,均已透热为度。

② 胁腹部操作

取穴:中脘、神阙、梁门、气海、关元、上腹部、小腹部、胁肋部。

手法:按揉法、一指禅推法、平推法、振法、擦法。

操作:患者取仰卧位。医者用一指禅推法或指按揉法施术于中脘、梁门、气海、关元,每处约2分钟。掌振神阙穴约1分钟。掌平推法直推上腹部、小腹部,约5分钟。擦两胁部,以透热为度。

③ 四肢部操作

取穴:曲池、足三里、三阴交、涌泉穴。

手法:指按揉法、按法、点法、擦法。

操作:医者用指按揉法按揉曲池穴1分钟左右,用点法或按法点按足三里、三阴交,每穴约2分钟,用力均以酸胀为度。用擦法擦涌泉穴,以透热为度。

辨证加减

上消明显者:指按揉心俞、肺俞、中府、云门、膻中、气户、库房、阳陵泉、手三里,每穴约1分钟。用掐法掐少商穴约1分钟。用拿法拿肩井、上臂、前臂,约3分钟。

中消明显者:指按揉肝俞、期门、章门、建里、天枢、血海,每穴约1分钟。擦胁肋1分钟左右。

下消明显者:指按揉肝俞、中极、志室、水分、然谷、太溪,每穴约1分钟。横擦骶部八髎穴,以透热为度。

三消并存者:在基本治法后,用指按揉法按揉上、中、下三消所加用的全部或部分穴位。

近年来,临床报道推拿治疗2型糖尿病取得了较好的疗效,但推拿治疗2型糖尿病、胰岛素抵抗机理目前还不是很明确,可能与调节脂类代谢异常有关。从传统医学而言,推拿具有调整阴阳、通经络、行气血、濡筋骨、改善脏腑功能的作用;从现代医学角度而言,推拿可以扩张血管,促进血液流动,改善微循环,促进和改善胰岛素的分泌,还可以改善中枢神经系统和自主神经系统调节功能,增强免疫能力,加强机体内新陈代谢,使肌肉组织内葡萄糖得到充分利用,从而达到降低血糖、治疗糖尿病的目的。

(3)穴位贴敷

根据庞国明教授"内外治同理同方药,凡内服之药皆可外用"的观点,开封市中医院内分泌科自制降糖贴贴敷中脘穴以益气健脾,降低2型糖尿病患者的血糖。赵胜等在治疗糖尿病性周围神经病变时使用中药汤剂外用,加以穴位贴敷,以温经活血通络止痛。通过临床观察,中药汤剂联合穴位贴敷能有效改善糖尿病性周围神经病变的临床症状。

(4)耳穴贴压疗法

耳穴贴压疗法利用王不留行籽等刺激耳穴,在无创伤、基本无痛的基础上,对耳穴进行渗透性、集中性、持久性及反复性的刺激,这种刺激通过经络的传输,使通往病变脏腑的经络之气畅通,以推动、驱散病灶中瘀滞的气血和病气,从而使阴阳恢复平衡,达到预防及治愈疾病的目的。李杭在原有降糖方案不变的基础上配合耳穴贴压法治疗糖尿病。选取胰胆、屏间、阿是穴为主穴;脾胃虚弱者配脾、胃;阴虚火旺者配肺、胃;气阴两虚者配脾、肺、肾;阴阳两虚者配脾、肾、三焦。结果显示,治疗后空腹血糖及餐后2小时血糖较治疗前显著下降($P<0.05$),总有效率达90%。迟旭研究表明,耳针刺激耳甲区对未用药及用药患者均有明显的减低糖化血红蛋白的作用。杨海燕将2型糖尿病合并高脂血症的患者随机分为两组,两组均给予糖尿病基础用药。对照组给予苯扎贝特片口服,每次0.6克,日3次;治疗组苯扎贝特片口服,每次0.6克,日2次,加用王不留行籽耳穴贴压,耳穴取胃、三焦、内分泌、缘中。结果显示耳穴贴压能使TC、TG下降,且与对照组比差异有统计学意义。说明耳穴贴压有调整脂代谢的作用。

（5）运动疗法

2型糖尿病发病率呈逐渐上升趋势，一些研究已证实综合治疗更有利于T2DM的康复。气功作为祖国医学遗产一部分，对于干预T2DM的发展已逐渐被人们所重视。李正恩通过研究初步发现，动功、动静结合、静功的作用效果具有差异，气功可能在锻炼初期具有稳定血糖和糖化血红蛋白的作用，气功锻炼对人体糖代谢有改善作用。蒙恩选取2型糖尿病患者200例，随机分为对照组和观察组。对照组采用常规处方"饮食+饮食治疗+随意运动"，观察组采用常规处方"饮食+饮食治疗+太极拳运动"。3个月后，对比观察两组患者的空腹血糖（FG）、血脂四项［甘油三脂（TG）、总胆固醇（TC）、高密度脂蛋白（HDL）、低密度脂蛋白（LDL）］、糖化血红蛋白（HbA1c）及胰岛素抵抗指数（HOMA-IR）及生活质量，结果发现进行太极拳锻炼有助于调节2型糖尿病患者的血糖及血脂水平，改善胰岛素抵抗，提高人们生活质量。

（6）饮食疗法

①药食同源类　天花粉、生地黄、藕汁、人参、黄芪、莲子、枸杞子、玉米须、山药等中药，具有滋阴的功效，可作为药膳的主要成分。其副作用小，效果较好。

②食物类　研究表明苦瓜味苦性寒，可清热解毒、除烦止渴，具有类似胰岛素的生物特性；蘑菇类性味甘平，入脾、胃经，富含蛋白质、多糖类及微量元素锰、锌、镁、硒，有安神降压、降血糖作用。

③代茶饮　生葛根30克，乌梅2枚，洗净泡茶加少许醋饮之，当口渴消失后改为枸杞子50克，黄芪25克，地骨皮20克，洗净以开水泡茶饮，每日1剂。

④药膳类　药膳是集营养与治疗于一体的、具有中医特色的传统疗法之一，多以粥、汤的形式为主。在中医辨证施膳的理论指导前提下，既考虑低糖、低脂肪、食物的多样化，又要限制总热量。

辨证施膳，上消选用玉米须茶饮，辅以鲜藕汤、绿豆汤；中消选用白萝卜汁，辅以番茄汤、绿豆汤；下消选用玉米须茶饮，辅以山药、韭菜、红小豆汤。阴虚燥热选用梨汁饮、菠菜银耳汤；气阴两虚选用长寿粥（粳米、黄芪、生姜、山药、米）、山药南瓜粥；肾阴亏用玉米须茶饮、天冬枸杞粥；阴阳两虚选用芡实核粥、枸杞炖兔肉。

第六节 预防与调护

一、节制饮食

在保证机体合理需要，尤其是保证儿童生长发育的情况下，应限制碳水化合物以及脂肪的摄入量，忌食糖类，饮食宜以适量米、麦、杂粮，配以蔬菜、豆类、瘦肉、鸡蛋等，定时定量进餐，避免肥胖进一步进展。

二、适当运动

运动可有效预防和控制糖尿病，改善身体对胰岛素分泌的敏感性，增加血液运行和供应胰岛素给肌肉组织。同时，运动也有利于控制体重，达到减肥的目的。

三、定期血糖监测

定期进行血糖监测是早期发现青少年人群中糖尿病的重要手段，对伴有糖代谢异常的患儿及早进行早期干预与治疗。

四、坚持规律生活

制定并实施有规律的生活起居制度。

参考文献

[1] 梁黎，傅君芬.儿童肥胖与代谢综合征[M].北京：人民卫生出版社，2012：29.

[2] 黄忠杰.痰湿体质的养生方案研究与探讨[D].南京中医药大学，2012.

[3] 王琦，叶加农，朱燕波，等.中医痰湿体质的判定标准研究[J].中华中医药杂志，2006，（02）：73-75.

[4] 高京宏.痰湿体质机制及基因表达谱研究[D].北京中医药大学，2005.

[5] 李路娇.遗传和环境因素交互作用对儿童青少年肥胖和代谢异常的影响机制初探[D].北京协和医学院，2016.

[6] 夏玲芝，曹鹏，李晓娥，等.人类白细胞抗原-B等位基因多态性与江苏地区汉族人群2型糖尿病的相关性研究[J].中国现代医学杂志，2016，26（06）:37-44.

[7] 綦兵.2型糖尿病发病机制研究进展[J].继续医学教育，2017，31（07）:94-96.

[8] 张霞.2型糖尿病的临床发病机制分析[J].齐齐哈尔医学院学报，2013，34（18）：2673-2674.

[9] 李建军.2型糖尿病及其相关因素的认识与评价[J].临沂医学专科学校学报，2005（05）:37-38.

[10] 梁国威，王树琴，邵冬华，等.单纯性超重、肥胖青少年血清脂联素、瘦素、游离脂肪酸及炎症因子水平变化及相关性分析[J].医学研究杂志，2007（08）:58-63.

[11] 周仲瑛.中医内科学第二版[M].北京：中国中医药出版社，2007：37.

[12] 刘之涌.消渴病病因病机研究进展[D].广州中医药大学，2015.

[13] 葛均波，徐永健.内科学第八版[M].北京：人民卫生出版社，1979：68.

[14] 中华医学会儿科学会内分泌遗传代谢学组.儿童青少年2型糖尿病诊治中国专家共识[J].中华儿科杂志，2017，55（06）：404-410.

[15] 魏军平.林兰教授糖尿病三型辨证学术思想渊源与临床经验整理研究[D].中国中医科学院，2012.

[16] 王定坤，陆付耳. 陆付耳教授治疗 2 型糖尿病经验初探 [J]. 四川中医，2014，32（12）：3-5.

[17] 柯斌，秦鉴. 中医对 2 型糖尿病胰岛素抵抗的认识及治疗进展 [J]. 中医杂志，2010，51（S2）:257-259.

[18] 李杭. 耳穴贴压法辅助治疗 2 型糖尿病临床观察 [J]. 实用中医内科杂志，2007（02）：108.

[19] 高树中，杨俊. 针灸治疗学 [M]. 北京：中国中医药出版社，2012：3.

[20] 王道全. 推拿治疗学 [M]. 山东：山东中医药大学，2005.

[21] 迟旭. 耳针对糖尿病患者糖化血红蛋白干预的临床观察 [J]. 针灸临床杂志，2013，29（09）：33-34.

[22] 杨海燕. 耳穴贴压对 2 型糖尿病合并高脂血症患者的疗效观察 [J]. 求医问药，2012，10（04）：702-703.

[23] 赵胜，杨传经. 中药外用、穴位贴敷治疗糖尿病性周围神经病变 20 例 [J]. 中医杂志，2011，52（21）：1860-1861.

[24] 张娜，汪娅莉，冯虹，等. 电针联合耳针治疗 2 型糖尿病 203 例临床观察 [J]. 中医杂志，2013，54（18）：1558-1561.

[25] 刘美君，刘志诚，徐斌. 针灸治疗气阴两虚型 2 型糖尿病的疗效分析 [J]. 中华中医药杂志，2014，29（09）：3022-3025.

[26] 李正恩. 不同气功功法对 2 型糖尿病患者糖代谢的影响 [J]. 山西财经大学学报，2012，34（S2）：217.

[27] 蒙恩. 太极拳运动对 2 型糖尿病患者血脂成分及胰岛素抵抗的影响 [J]. 中国老年学杂志，2014，34（19）：5358-5360.

[28] 郑爱琼，施婉秋. 糖尿病的中医食疗护理 [J]. 福建中医药，2000，31（4）：44-45.

[29] 柳月娟，宋素英，田福玲，等. 糖尿病中医食疗研究进展 [J]. 华北煤炭医学院学报，2009，11(6)：786.

[30] 曹丽，洪春华. 食疗验方治疗糖尿病 [J]. 中医药信息，1999，4：12.

[31] 张海波. 糖尿病的中医辨证与食疗 [J]. 时珍国医国药，2002，13（1）：58.

第三章

肥胖儿童高血压

第一节 概述

高血压是指全身体循环动脉压升高，是临床常见的全身血管性疾病。高血压分原发性和继发性两种，原发性高血压又称高血压病，是指病因未明且以高血压为主要临床表现的一种独立性疾病；继发性高血压又称症状性高血压，是婴儿和儿童最常见的高血压。

伴随着社会经济、生活水平的发展，我国居民高血压发病率呈增长趋势，从1959年5.11%逐渐上升至2002年17.65%，发病率增长了近3.5倍；2012年中国心血管病报告估计，高血压人群已达2.66亿，高血压的患病人口及发病率均明显增加，而关于儿童青少年高血压患病情况的调查报告较少。1991年~2004年全国7省市地区6~17岁血压调查结果显示，我国儿童高血压发病率从1991年的7.1%上升至2004年的14.6%，年均上升速度为0.58%。国际上高血压的发病情况同国内大体相同，高血压的患病率亦逐年上升，2013年发布的美国心血管报告结果提示，美国约有7800万成人高血压患者，相当于每3个成年人中就有1个高血压，其一项针对儿童青少年的血压情况调查，结果表明，1999~2006年美国青少年高血压发病率约为3.63%。

目前我国以《中国高血压防治指南2010》中的青少年章节公布的相关数据为标准，并结合美国少年儿童高血压教育计划高血压工作组2004年发表的《少年儿童高血压诊断、评估和治疗的第四次报告》统计，正常血压为收缩压和舒张压小于同性别、年龄、身高儿童血压的第90百分位（P_{90}）；高血压前期为平均收缩压和（或）舒张压水平在第90和95百分位之间；高血压为平均收缩压和（或）舒张压大于等于同性别、年龄、身高儿童血压的第95百分位（P_{95}），并且至少测量3次。此外，当青少年血压水平≥120/80mmHg，但是低于第95百分位数时，也被认为是高血压前期。

中医古代文献中没有"高血压病"的记载，也没有等同的中医病名。根据其临床表现，现代中医文献，包括高等中医院校教材，均认为高血压属于"眩晕""头痛"的范畴。《素问·至真要大论》云："诸风掉眩，皆属于肝。"《灵枢·大惑论》中说："故邪中于项，因逢其身之虚……入于脑则脑转，脑转则引目系急，目系急则目眩以转矣。"《素问·奇病论》言："人有病头痛，以数岁不已……当有所犯大寒，内至骨髓，髓者以脑为主，脑逆故令头痛。"《石室秘录·偏治法》载："如人病头痛者，人以为风在头，不知非风也，亦肾水不足而邪火冲于脑，终朝头晕，似头痛而非头痛也。若止治风，则痛更甚，法当大补肾水，而头痛头晕自除。"《医林改错·头痛》论："查患头痛者无表证，无里证，无气虚、痰饮等证，忽犯忽好，百方不效，用此方（血府逐瘀汤）一剂而愈。"《医学正传·眩运》言："大抵人肥白而作眩者，治宜清痰降火为先，而兼补气之药；人黑瘦而作眩者，治宜滋阴降火为要，而带抑肝之剂。"

第二节　病因与发病机制

一、西医病因病理

（一）病因

儿童高血压病因可分为原发性和继发性高血压两大类，大多数的儿童高血压为继发性高血压，其中非肥胖儿童90%以上的继发性高血压由肾实质病变、肾动脉疾病和先天性主动脉缩窄等疾病引起。

1. 超重、肥胖

导致儿童血压升高的关键性因素。研究表明超重、肥胖儿童高血压患病率约为20%～50%，患病风险是正常儿童的1.2～5.5倍。肥胖发生年龄越小，肥胖程度越严重，发生高血压的风险性越大。

2. 遗传因素

尽管近年来基因测序及统计工作均有很大进展，但高血压相关基因的剖析仍是一个巨大的挑战。原发性高血压具有较强的家族聚集倾向，为一种复杂的、由多基因控制的遗传性疾病，是基因与基因、基因与环境相互作用的结果，因而并无一个明确的遗传方式。而现阶段的研究也多集中在识别表达高血压的某些特殊基因上。有研究显示，本病与18、12号染色体有关，主要通过影响肾素-血管紧张素系统、交感神经系统、激肽系统及血管舒张因子而导致血压升高。

3. 环境因素

（1）宫内环境　20世纪80年代，Barker等学者提出的"成人疾病的胎源学说"认为孕期营养缺乏等因素导致的胎儿宫内发育迟缓和出生时相对较低的体重是发展为原发性高血压的危险因素，且不依赖于吸烟、肥胖、社会经济地位、母亲妊娠年龄而独立存在。同时，有研究显示孕期营养过剩等导致的巨大儿（出生体重≥4000g）与儿童期血压偏高有关，故有学者推测，出生体重与儿童原发性高血压并非呈线性关系，而是U形关系。

（2）出生后环境　包括饮食、生活环境与习惯等诸多因素。

①饮食结构不合理　研究显示食盐摄入量与儿童血压呈正相关，食用富含Mg、K、Ca的蔬菜、水果和奶制品可降低儿童血压。高盐饮食导致水钠潴留，使循环血量增加，血压升高，还通过交感神经肾上腺髓质活动的增强和血管内皮受损引起的一氧化氮释放减少，水钠潴留，血压升高。我国大部分地区，人均每天盐摄入量12~15g以上。在盐与血压的国际协作研究（INTERMAP）中，反映膳食钠/钾量的24小时尿钠/钾比值，我国人群在6以上，而西方人群仅为2~3。因此，减少盐摄入不仅可降低儿童血压，还可降低成人与年龄相关的血压上升。

②生活环境与习惯　儿童的行为与卫生习惯、性格、噪声水平、精神状况、睡眠质量、社会家庭经济状况、父母受教育的程度、居住城市比如由高血压低发区向高血压高发区迁居等，均可影响儿童血压。

4. 疾病因素

（1）炎症状态　有研究表明，高血压患者超敏 C- 反应蛋白（hs-CRP）、8 异前列腺素 F2（8-iso-PGF2）、细胞间黏附分子 -1（ICAM-1）、血管细胞黏附分子 -1（VCAM-1）及肿瘤坏死因子 -α（TNF-α）等促炎性细胞因子水平高于血压控制较为稳定者。同样，C- 反应蛋白（CRP）、白介素 -6（IL-6）、白介素 -IP（IL-1β）和 ICAM-1 被证实与 24 小时平均血压有很大关系，低水平的炎症状态在血压调节中起重要作用。而在众多血管炎症"标志物"中，CRP 最为重要，其与颈动脉内膜中层厚度（CIMT）增加、动脉硬化、左心室肥厚（LVH）等均有一定关系。

（2）高尿酸血症　是预测高血压患者动脉硬化的独立因素，可增加脑卒中和死亡率的危险因子。高尿酸血症常与肥胖、代谢综合征并存，其发生高血压的作用机制目前尚不清楚。

（二）发病机制

代谢综合征儿童青少年发生高血压的机制还没有完全清楚，目前认为发病机制主要有以下几种：

1. 交感神经系统

某些刺激因素作用于机体引起交感神经兴奋，肾上腺能活性增强，释放去甲肾上腺素增多，从而引起外周血管阻力增高，血压上升。在这一过程中，肾上腺髓质释放肾上腺素也增多，进一步使血管阻力增加。肾脏交感神经系统活性增强，还可使尿钠排泄减少，引起机体水钠潴留，导致机体血容量增加，最终使血压升高。

2. 肾素-血管紧张素系统（RAAS）

RAAS 是调节机体的钠钾平衡、血容量和血压的重要环节。起推动作用的是肾素的释放，静脉血中的肾素将肝脏产生的血管紧张素原水解为血管紧张素 I，再经肺循环中的血管紧张素转换酶的作用转化为血管紧张素 II（Ang II）。Ang II 可直接使小动脉平滑肌收缩，增加外周阻力，还可增加交感神经冲动发放；醛固酮分泌增加，体内水钠潴留，最终导致血压升高。目前对循环血中的 RAAS 与高血压的关系尚无肯定的结论。有人研究发现，大约 1/4 的高血压患者血浆中的肾素活性是低的；还有人研究证实，人体组织局部也可产生 Ang II，导致血管平滑肌细胞增殖，心肌细胞肥大，引起血管壁增厚、血管阻力增加、左心室肥厚等改变，组织局部 RAAS 也在高血压的发生、发展中起十分重要的作用。

3. 内皮细胞功能障碍

胰岛素能刺激主动脉内皮细胞合成和分泌内皮素，且与胰岛素浓度呈正相关。内皮素是目前已知的最强的血管收缩剂，可引起外周阻力增加，促进肾小管对钠水重吸收，还可促进平滑肌及心肌增殖，引起心血管重塑。高胰岛素血症通过激活蛋白激酶（PKC）抑制磷酸肌醇 3-激酶（PI-3K），内皮型一氧化碳合酶（eNOS）受阻，从而内皮细胞合成与分泌一氧化氮（NO）受影响，导致血管舒张作用丧失。反过来，高血压又可加重内皮损伤，使内皮分泌内皮肽（ET）与 NO 间更不平衡，加重高血压发展，形成恶性循环。

4. 血管结构和功能变化

肥胖儿童青少年已发现其血管结构和功能发生改变，可直接导致血压升高或继发性高血压。研究发现，颈动脉内膜厚度（carotid artery intimal-medial thickness，cIMT）增加，前臂血流反应下降、缺血导致微小血管阻力增加。cIMT 增加可见于肥胖儿童，绝大多数见于肥胖的高血压儿童。研究显示，增加的血管阻力与空腹胰岛素水平直接相关，体重下降后血管阻力可以得到改善。

5. 离子转运异常

（1）Na^+-K^+ 同向协同转运缺陷　原发性高血压患者外流或内流 Na^+-K^+ 协同转运均有缺陷，家谱分析提示这种转运缺陷以常染色体单基因显性方式遗传。

（2）Na^+-Li^+ 逆向协同转运增强　红细胞 Na^+-Li^+ 逆向协同增强也是高血压的一种遗传标记，受多种因素影响。

（3）Na^+-H^+ 逆向协同转运增强　Na^+-H^+ 交换增强，除了导致 Na^+ 升高外，还使肾近曲小管的 Na^+ 重吸收增加，尿 Na^+ 排出减少，继而促使下丘脑释放循环钠泵抑制剂，抑制钠泵活性。

（4）钙离子转运系统异常　细胞膜钙离子转运系统主要包括钙泵、电压依赖性钙通道和细胞膜结合钙离子的能力。原发性高血压患者的血细胞膜和肌浆网上钙泵活性降低，导致细胞内钙离子外流减少，肌浆网主动摄取钙的能力下降，Ca^{2+} 升高。主动脉平滑肌细胞、血细胞等的细胞膜对钙离子的通透性增高，与电压依赖性钙通道开放有关。

6. 胰岛素抵抗

胰岛素抵抗是由遗传因素、环境因素、生活习惯（热量摄入过多，运动减少）等综合因素造成。外周组织（骨骼肌）的葡萄糖摄取受阻，影响糖原合成，引起胰岛素代偿性分泌增多，导致胰岛素浓度增高，使肾小管再吸收增加，交感神经活性增高，调节离子转运的 Na^+-K^+-ATP 酶和 Ca^{2+}-ATP 酶活性降低，导致血压升高，并且易发生动脉粥样硬化。

二、中医病因病机

（一）古籍中对病因病机的认识

《素问·至真要大论》云："诸风掉眩，皆属于肝。"《灵枢·海论》曰："髓海不足，则脑转耳鸣，胫酸眩冒。"《灵枢·卫气》说："上虚则眩。"《素问·六元正纪大论》云："木郁之发……甚则耳鸣眩转。"《素问·五脏生成》："头痛巅疾，下虚上实，过在足少阴、巨阳，甚则入肾。"汉代张仲景认为，痰饮是眩晕的重要致病因素之一，《金匮要略·痰饮咳嗽病脉证并治》说："心下有支饮，其人苦冒眩，泽泻汤主之。"至金元时期，《素问玄机原病式·五运主病》中言："所谓风气甚，而头目眩运者，由风木旺，必是金衰不能制木，而木复生火，风火皆属阳，多为兼化，阳主乎动，两动相搏，则为之旋转。"主张眩晕的病机应从风火立论。而《丹溪心法·头眩》中则强调"无痰则不作眩"，提出了"痰水致眩学说"。明清时期对其发病又有了新的认识。《景岳全书·眩运》中指出："眩运一证，虚者居其八九，而兼火兼痰者，不过十中一二耳。"强调指出"无虚不能作眩"。《医学正传·眩运》还记载了"眩运者，中风之渐也"，认识到眩晕与中风之间有一定的内在联系。

（二）病因

主要有情志、饮食等方面。其病性有虚实两端，属虚者，如阴虚易肝风内动，血虚则脑失所养，精亏则髓海不足，均可导致眩晕、头痛。属实者多由于痰浊壅遏，或化火上蒙，而形成眩晕、头痛。

1. 饮食不节

过食肥甘，损伤脾胃，脾胃气机阻滞，以致健运失司，水湿内停，积聚生痰，痰阻中焦，清阳不升，头窍失养，故发为眩晕、头痛。

2. 情志不遂

所欲不遂，忧郁恼怒太过，肝失条达，肝气郁结，气郁化火，肝阴耗伤，风阳易动，上扰头目，发为眩晕、头痛。正如《类证治裁·眩晕》所言："良由肝胆乃风木之脏，相火内寄，其性主动主升；或由身心过动，或由情志郁勃，或由地气上腾，或由冬藏不密……以致目昏耳鸣，震眩不定。"

3.脾胃虚弱

脾胃为后天之本，气血生化之源。小儿脏器娇嫩，盖如初生之芽，生而未壮，再遇外邪，脾胃运化失常，气血生化乏源，导致气血两虚。气虚则清阳不升，血虚则清窍失养，故发为眩晕、头痛。

4.肾精不足

小儿先天禀赋不足，肾精亏虚，肾主骨生髓，髓上通于脑，脑髓依赖于肾精的不断化生。若禀赋不足，肾精匮乏，脑髓空虚，则会发生眩晕、头痛。

（三）病机

高血压病因虽有上述多种，但其基本病理变化，不外虚、实两端。虚者为髓海不足，或气血亏虚，清窍失养；实者为风、火、痰、瘀扰乱清空。本病的病位在血脉，其病变脏腑与肝、脾、肾三脏相关。肝者，将军之官，风木之脏，其性主动、主升。若肝肾阴亏，水不涵木，阴不维阳，阳亢于上，或气火暴升，上扰头目，则发眩晕、头痛。脾为仓廪之官，后天之本，气血生化之源，若脾胃虚弱，气血亏虚，清窍失养，或脾失健运，痰浊中阻，或风阳夹痰，上扰清窍，均可引发眩晕、头痛。肾主骨生髓，脑为髓海，肾精亏虚，髓海失充，亦可发为眩晕、头痛。

在其病变过程中，各个证候之间互相夹杂或转化。如脾胃虚弱，气血亏虚而生眩晕，而脾虚易致脾失健运又可聚湿生痰，二者相互影响，临床上可以表现为气血亏虚兼有痰湿中阻之候。如痰湿中阻，气机通条失畅，郁久化热，形成痰火为患，甚至火盛伤阴，形成阴亏于下、痰火上蒙的复杂局面。再如肾精不足，本属阴虚，若阴损及阳，或精不化气，可以转为肾阳不足或阴阳两虚之证。此外，风阳每夹有痰火，肾虚水不涵木可以导致肝旺，久病入络形成瘀血，故临床常形成虚实夹杂之证候。

第三节 临床表现与并发症

一、临床表现

肥胖伴轻度高血压患儿通常没有明显不适感。当血压明显升高时，会出现头痛头晕、恶心呕吐等症状，与其他疾病症状十分相似，若不通过定期体检很难发现。如果血压过高，还会出现头痛头晕加剧、心慌气急、视力模糊、惊厥、失语、偏瘫等高血压危象。

二、并发症

肥胖伴高血压患儿大部分无明显自觉症状，随着病情的发展可出现一些并发症，如心脏损害、血管病变、肾损害、脑损害等。

1. 心脏损害

心脏是高血压受累最常见的靶器官。其结构损伤往往发生于动脉血管壁功能改变之后。左心室肥厚（LVH）被认为是高血压相关心血管损害的首要标志之一，而 LVH 常通过左心室质量指数（LVMi）进行分析，LVMi 若大于 $38.6g/m^2$ 则为 LVH，若大于 $51g/m^2$ 则为严重 LVH。研究显示，肥胖合并高血压儿童发生左室壁增厚的可能性高于血压正常儿童。然而，LVMi 对于向心性左心室肥厚的诊断具有一定局限性，同时，对受试人群的身高分布也具有一定依赖性。

2. 血管病变

主要特征是动脉弹性和扩张性减退，血管壁平滑肌细胞增生，动脉壁发生弥漫性纤维化和动脉粥样硬化。动脉弹性减低诱发高血压多种靶器官损害，是心血管疾病进展最早的病理改变之一。动脉脉搏波传导速度（PWV）已作为评估动脉弹性的非侵入性手段之一。因动脉功能和结构的改变出现在临床症状前，颈动脉内膜中层厚度能早期反映全身动脉粥样硬化，可采用超声检测方法筛查早期高危敏感人群。

3. 肾脏损害

目前国内对于儿童原发性高血压造成肾脏损害的报道相对较少。长期血压升高使肾小球动脉硬化，肾小球的滤过功能改变，尿中出现蛋白分子。2010年《中国高血压防治指南》推荐微量白蛋白尿（MAU）为肾脏早期损害的指标。

4. 脑损害

长期持续高血压将导致认知能力受损，大多数血压高于P_{90}的儿童在认知能力筛查试验中的表现不如血压正常儿童。儿童严重高血压可出现惊厥、脑卒中、视觉障碍、视网膜血管改变。因此，早期诊断及有效的干预，能有效防止这些损害的发生。

第四节　西医诊断与鉴别诊断

一、测量方法

1. 姿势

测量时的姿势影响血压读数。一般取坐位测量，婴幼儿可仰卧位，前臂置于桌面上，与心脏同水平，否则由于上臂肌肉紧张可致收缩压升高。

2. 测量方法

测量前保持安静状态5~10分钟，采用坐位右上臂肱动脉血压，连续测量3次，取后2次测量的平均值作为研究对象的收缩压和舒张压。

（1）立柱式水银血压计　测量前，检查血压计水银柱是否在零位，若不在应予以校正。袖带宽度占上臂长度2/3，气囊覆盖上臂周径 80% 左右，且不能重叠。袖带平整、舒适地绑缚，下缘放置在肘关节前自然皱褶上方的 2.5 厘米处，松紧为可放入 1 根手指为宜，使气囊中心位于肱动脉部位。每次测量均松开袖带重新测量，间隔约 1~2 分钟。

（2）电子血压计　根据被测者右上臂围，选择合适型号的袖带。臂围介于 13~22 厘米选小号臂带，臂围介于 22~32 厘米选标准臂带，臂围介于 32~42 厘米选大号臂带。测量时右上臂穿过臂带，使标记布在肘关节内侧，空气管在肘部下侧，按下"开关"按钮，自动加压测量。

3. 读数

1905 年，俄国学者 Korotokoff 根据血压测量过程声音强度变化定义为 5 个时相，即放气过程首次出现的声音（收缩压）清脆并逐渐加强，为第 I 时相（K1）；随袖带内压力下降，清脆的声音转变为柔和，如同心脏杂音的声音，为第 II 时相（K2）；压力再度下降后声音又转变为与第 I 时相相似的加强声音，为第 III 时相（K3）；当压力下降至声音突然减弱而低沉（变音），即为第 IV 时相（K4）；当压力继续下降至声音消失，为第 V 时相（K5）。人耳能分辨的具有临床意义是 K1、K4 和 K5，分别记为收缩压、舒张期 K4（变调音）和 K5（消音）。此法被命名为柯氏音法（Korotokoff sound method）并沿用至今。儿童舒张压读数取 K4 还是 K5，国内外尚不统一。《中国儿童青少年血压参照标准》分别给出了基于 K4 和 K5 的参考标准，建议采用听诊法（汞柱血压计）实际测量中，对于 13 岁及以下儿童，最好同时记录 K4 和 K5，分别与"标准"比较后进行诊断。随着示波技术的逐步推广使用，儿童 DBP 测量值将逐步统一。儿童血压至少要测量 2 次，中间需间隔 1 分钟；如果 2 次测量结果相差 >5 mmHg，则需要再加测 1 次。符合条件的相邻 2 次测量结果的平均值，作为该儿童的血压水平。

二、诊断标准

正常儿童血压是指收缩压和舒张压均小于同年龄、性别和身高儿童血压的第 90 百分位。高血压前期（临界高血压）定义为平均收缩压或舒张压水平在同年龄、性别和身高儿童血压的第 90 和第 95 百分位之间（不含第 95 百分位），或大于 120/80 mmHg（1 mmHg = 0.133kPa）；高血压的定义是经过 3 次及以上不同时间测量的血压，平均收缩压和（或）平均舒张压≥同年龄、性别和身高儿童血压的第 95 百分位。如果收缩压或舒张压在第 95 和第 99 百分位数之间 +5mmHg，即高血压第 1 阶段（Ⅰ期）；如果收缩压或舒张压水平超过第 99 百分位数 +5mmHg，即高血压的第 2 阶段（Ⅱ期），也称重症高血压。

当前，国内最新的儿童青少年血压诊断标准为 2010 年中国青少年血压参照标准研制协作组初步建立的适合中国儿童青少年生长发育特点的血压参考标准。标准中列出 3～17 岁儿童青少年各血压指标的参考值，此标准亦被 2010 年《中国高血压防治指南》采纳（详见表 1、表 2）。

表 1　中国儿童血压评价标准 – 男（mmHg）

年龄（岁）	SBP			DBP-K4			DBP-K5		
	P_{90}	P_{95}	P_{99}	P_{90}	P_{95}	P_{99}	P_{90}	P_{95}	P_{99}
3	102	105	112	66	69	73	66	69	73
4	103	107	114	67	70	74	67	70	74
5	106	110	117	69	72	77	68	71	77
6	108	112	120	71	74	80	69	73	78
7	111	115	123	73	77	83	71	74	80
8	113	117	125	75	78	85	72	76	82

续表

年龄(岁)	SBP			DBP-K4			DBP-K5		
	P_{90}	P_{95}	P_{99}	P_{90}	P_{95}	P_{99}	P_{90}	P_{95}	P_{99}
9	114	119	127	76	79	86	74	77	83
10	115	120	129	76	80	87	74	78	84
11	117	122	131	77	81	88	75	78	84
12	119	124	133	78	81	88	75	78	84
13	120	125	135	78	82	89	75	79	84
14	122	127	138	79	83	90	76	79	84
15	124	129	140	80	84	90	76	79	85
16	125	130	141	81	85	91	76	79	85
17	127	132	142	82	85	91	77	80	86

表2 中国儿童血压评价标准-女（mmHg）

年龄(岁)	SBP			DBP-K4			DBP-K5		
	P_{90}	P_{95}	P_{99}	P_{90}	P_{95}	P_{99}	P_{90}	P_{95}	P_{99}
3	101	104	110	66	68	72	66	68	72
4	102	105	112	67	69	73	67	69	73
5	104	107	114	68	71	76	68	71	76
6	106	110	117	70	73	78	69	72	78
7	108	112	120	72	75	81	70	73	79
8	111	115	123	74	77	83	71	74	81
9	112	117	125	75	78	85	72	76	82
10	114	118	127	76	80	86	73	77	83
11	116	121	130	77	80	87	74	77	83

续表

年龄（岁）	SBP			DBP-K4			DBP-K5		
	P_{90}	P_{95}	P_{99}	P_{90}	P_{95}	P_{99}	P_{90}	P_{95}	P_{99}
12	117	122	132	78	81	88	75	78	84
13	118	123	132	78	81	88	75	78	84
14	118	123	132	78	82	88	75	78	84
15	118	123	132	78	82	88	75	78	84
16	119	123	132	78	82	88	75	78	84
17	119	124	133	79	82	88	76	78	84

三、鉴别诊断

1. 内分泌疾病

肾上腺皮质疾病，包括皮质醇增多症（库欣综合征）、神经母细胞瘤（分泌儿茶酚胺类物质）、原发性醛固酮增多症、嗜铬细胞瘤、先天性肾上腺皮质增生症、甲状腺功能亢进等。

2. 心血管系统疾病

主动脉缩窄（上肢血压升高，下肢血压降低）、多发性大动脉炎等。

3. 颅脑病变

颅内肿瘤、出血、水肿、脑炎等可导致颅内压增高伴有高血压，抑或影响自主神经的稳定性，使交感神经兴奋。

4. 中毒及药物

铅、汞等重金属中毒，维生素 D 中毒，肾上腺皮质激素等药物中毒。

第五节　治疗

肥胖儿童原发性高血压的治疗措施主要包括非药物治疗和药物

治疗，继发性高血压以病因治疗为主。

一、高血压控制的目标

2010年《中国高血压防治指南》提出，儿童高血压的治疗目标是减少对靶器官的损害，降低远期心血管病发病率，使原发性高血压或未合并靶器官损害的高血压的血压降至P_{95}以下；合并肾脏疾病、糖尿病或出现高血压靶器官损害儿童的血压降至P_{90}以下。

二、非药物治疗

多数高血压儿童采用非药物治疗达到血压控制目标。

1. 控制体重

延缓BMI增加是肥胖相关高血压基本干预措施。体重控制，降低个体对盐的敏感性，改善其他心血管危险因素（如血脂紊乱和胰岛素抵抗等），可避免药物治疗或推迟药物治疗时间。

2. 增加有氧锻炼

定期持续地进行体育锻炼是有效降低血压的方式之一。美国"国家高血压教育项目工作组"建议，儿童应每日有30~60分钟中等强度的有氧运动，将看电视和玩电脑游戏等静态活动时间控制在2小时以内。

3. 调整饮食结构

美国《儿童青少年心血管病危险因素综合防治指南》建议，引入控制高血压饮食策略（Dieietary Approaches to Stop Hypertension，DASH），即增加水果和蔬菜摄入量，低钠、高钙、高钾、高镁饮食，减少总脂肪量和饱和脂肪酸的摄入及限制糖类摄入。盐的摄入量与血压密切相关，盐的推荐摄入量为，4~8岁儿童1.2克/天，8岁以上儿童1.5克/天。最近在青少年中进行的研究表明，DASH

不仅可以快速显著地降低血压，还有助于增强抗高血压药物的治疗效果。目前，DASH 的降压机制尚不完全清楚，可能与 DASH 富含钾、镁和钙有关，三者均有利尿作用，钾的摄入可有效降低钠的摄入，可以改变机体对胰岛素的敏感性和外周血管阻力，镁是天然钙通道阻滞剂，并参与细胞内钙的调节。

4. 心因行为干预

儿童性格急躁、长期精神紧张等心理社会因素可以影响高血压的转归和治疗效果，积极的生活事件和增加对生活事件的感受性是青少年高血压的一个缓冲剂。心因行为干预逐渐成为治疗原发性高血压综合措施中的一个重要组成部分。

三、药物治疗

抗高血压药物治疗总原则：从小剂量单药治疗开始，4～8 周后可达到最大剂量；达到最大剂量或出现不良反应时仍不能有效控制血压，则考虑换药或联合用药。

药物治疗指征：原发性高血压、继发性高血压、靶器官损害及合并 1 型或 2 型糖尿病，经非药物治疗（一般 6 个月）血压持续升高者。至今为止，还没有一个抗高血压药获得儿童青少年患者应用许可证。

下面介绍的药物有些通过美国食品药品监督管理局（FDA）批准用于治疗儿童高血压，有些是基于成人数据、临床经验和专家意见，由于种族和个体差异，仅供参考。

1. 血管紧张素转换酶抑制剂（angiotensin-converting enzyme inhibitors，ACEIs）

ACEI 主要作用于肾素－血管紧张素－醛固酮（RAAS）系统，通过抑制血管紧张素 I 生成血管紧张素 II，后者是一种强烈的血管收缩剂，能引起血管收缩和刺激醛固酮的释放。ACEI 能降低心血管及肾脏不良事件的发生，常用于治疗成年人高血压。ACEI 亦是治疗儿童高血压最常用的药物之一，对慢性肾功能不全的患儿有明显的肾脏保护作用，可显著减轻蛋白尿。然而，与成人临床研究相似，某些 ACEI 在治疗黑人儿童高血压的时候效果欠佳。在儿童临床研究中，ACEI 不良反应轻微，所致的血管性水肿罕见，咳嗽的发生率也远低于成人。但是，很多儿童药物临床研究的时间较短，可能需要更长的时间来观察相关不良反应。

目前比较常用的 ACEI 制剂：

（1）卡托普利　是最早应用于儿科的 ACEI，其降压作用明确，临床应用安全、有效，尤其适用于婴儿和新生儿。用法：$0.5 \sim 2.0$ mg/（kg·d），最大剂量为 6 mg/（kg·d），分 $2 \sim 3$ 次口服。

（2）依那普利　适用于新生儿以外的所有儿童及青少年，起始剂量为 0.08 mg/（kg·d），最大剂量为 0.6 mg/（kg·d），每日 1 次口服。

（3）赖诺普利　起始剂量为 0.07 mg/（kg·d），最大剂量为 0.6 mg/（kg·d），每日 1 次或分 2 次口服。

2. 血管紧张素 II 受体阻滞剂（angiotensin receptor blockers，ARBs）

ARBs 能有效减少糖尿病肾病引起的蛋白尿，尤其对合并慢性肾功能不全的患者。大量儿童临床研究证实 ARBs 药物安全有效，其最常见的不良反应为头痛及头昏。ARBs 是继 ACEI 之后，新一类作用于肾素 - 血管紧张素 - 醛固酮系统的抗高血压药，可单独使用于轻中度高血压患者，与利尿剂合用可增强疗效，与钙拮抗剂（如氨氯地平等）搭配使用，降压效果更好。一些研究报告的结果表明，由于 ARBs 类药物的副反应，6 岁以下儿童应用 ARBs 类药物是否安全，有待商榷。氯沙坦、缬沙坦、坎地沙坦和奥美沙坦均已成为美国 FDA 审核批准的儿科降压药。

（1）氯沙坦　是儿科临床最常用的 ARBs，适用于 ≥ 6 岁儿童，起始口服剂量为 0.7 ~ 1.4 mg/（kg·d），每日 1 次。如果服用氯沙坦 24 小时血压控制不充分，可考虑拆分剂量，每日 2 次。

（2）缬沙坦　适用于 1 ~ 5 岁、体重≥8 kg 儿童，起始剂量为 0.4 mg/（kg·d），6 ~ 16 岁儿童起始剂量为 1.3 mg/（kg·d），每日 1 次。虽然 ARBs 类药物有不同的半衰期，但所有用药方法都是每日 1 次。

（3）奥美沙坦　2010 年，奥美沙坦通过美国 FDA 批准用于治疗儿童高血压。多中心随机双盲的安慰剂对照研究共纳入 302 例 6 ~ 16 岁高血压患儿，根据种族分为 A 组（n = 190）和 B 组（n = 112），其中 A 组包括不同种族的儿童，B 组全为黑人儿童。在 3 周的剂量反应期，低剂量（＜35kg：2.5mg，≥35kg：5mg）及高剂量（＜35kg：20mg，≥35kg：40mg）的奥美沙坦均能明显降低 2 组儿童的收缩压及舒张压，呈剂量 - 反应依赖性，但 B 组降压幅度低于 A 组。在 2 周的停药期，A 组中服用安慰剂的儿童血压较积极治疗组明显升高。奥美沙坦耐受性好，停药率低（＜1%），没有严重的不良反应产生。6 周随访期间最常见的不良反应为头痛（1.7%）和头昏（1.3%）。

3. β 受体阻滞剂

β 受体阻滞剂能阻断内源性儿茶酚胺和去甲肾上腺素在血管平滑肌和心肌的作用，减少肾素分泌、降低全身血管阻力和心脏输出发挥降压作用。主要用于轻中度高血压，尤其是心率较快者。心脏选择性 β 受体阻滞剂如美托洛尔、阿替洛尔对 β1 比 β2 受体有更大的亲和力，因而对支气管平滑肌的影响较小。

（1）美托洛尔　2007 年通过 FDA 批准用于治疗儿童高血压。起始剂量为 1 ~ 2 mg/（kg·d），最大剂量为 6mg/（kg·d），每次服药前应监测心率。

（2）阿替洛尔　起始剂量为 0.5 ~ 1.0mg/（kg·d），最大剂量为 2mg/（kg·d）。

（3）普萘洛尔　起始剂量为 1~2mg/(kg·d)，最大剂量为 4mg/(kg·d)，每日分 2~3 次口服。目前认为 β 受体阻滞剂在儿童的副反应比其他抗高血压药更明显，故作为第 2 或第 3 线药物。

4. 钙离子阻滞剂（CCBs）

第 2、3 代的二氢吡啶类药物如氨氯地平和非洛地平，能选择性地作用于 L-型钙离子通道，减少钙离子内流，扩张血管平滑肌，故常用于治疗儿童高血压。此类药物有相对较少的绝对禁忌证，属于一线治疗高血压药物。常见不良反应有齿龈增生和双下肢水肿，其他不良反应如面部潮红和头痛多出现在治疗高血压急症时，可能与药物迅速扩张血管有关。目前已有氨氯地平和非洛地平的儿童临床研究，但只有氨氯地平被批准用于治疗儿童高血压。

（1）氨氯地平　2004 年通过美国 FDA 批准用于治疗儿童高血压。

表 3　儿童青少年抗高血压药初始剂量推荐表

类别	药名	剂量	用法	最大量
利尿药	阿米洛利	0.4~0.6mg/(kg·d)	qd.	20mg/d
	氯噻酮	0.3mg/(kg·d)	qd.	2mg/(kg·d)，最多 50mg/d
	速尿	0.5~2.0mg/kg	qd/bid.	6mg/(kg·d)
	氢氯噻嗪	0.5~1mg/(kg·d)	qd.	3mg/(kg·d)，最多 50mg
	螺内酯	1mg/(kg·d)	qd/bid.	
β 肾上腺能阻滞剂	阿替洛尔	0.5~1mg/(kg·d)	qd/bid.	2mg/(kg·d)，最多 100mg/d
	美托洛尔	0.5~1mg/(kg·d)	qd.	6mg/(kg·d)，最多 200mg/d
	普萘洛尔	1mg/(kg·d)	bid/tid.	16mg/(kg·d)，最多 640mg/d
钙拮抗剂	氨氯地平	0.06~0.3mg/(kg·d)	qd.	10mg/d
	硝苯地平	0.25~0.5mg/(kg·d)	qd/bid.	3mg/(kg·d)，最多 120mg/d

续表

类别	药名	剂量	用法	最大量
ACEIs	卡托普利	0.3~0.5mg/kg	bid/tid.	6mg/(kg·d)，最多450mg/d
	依那普利	0.08~0.6mg/(kg·d)	qd.	40mg/d
	福辛普利	0.1~0.6mg/(kg·d)	qd.	40mg/d
	赖诺普利	0.08~0.6mg/(kg·d)	qd.	40mg/d
	雷米普利	2.5~6mg/(kg·d)	qd.	
ARBs	坎地沙坦	0.16~0.5mg/(kg·d)	qd.	32mg/d
	厄贝沙坦	75~150mg/d	qd.	
	氯沙坦	0.75~1.44mg/(kg·d)	qd.	100mg/d
	缬沙坦	2mg/(kg·d)	qd.	160mg/d（<6岁：80mg/d）
α、β肾上腺能受体拮抗剂	拉贝洛尔	2~3mg/(kg·d)	bid.	10~12mg/(kg·d)，最多1.2g/d
	卡维地洛	0.1~0.5mg/kg	bid.	25mg
α中枢激动剂	可乐定	5~10pg/(kg·d)	bid/tid.	25μg/(kg·d)，最多0.9mg/d
血管扩张剂	肼苯哒嗪	0.25mg/kg	tid/qid.	7.5mg/(kg·d)，最多200mg/d
	米诺地尔	0.1~0.2mg/(kg·d)	bid/tid.	1mg/(kg·d)，最多50mg/d

四、中医辨证治疗与研究进展

（一）辨证论治

1.痰湿中阻证

眩晕，头痛昏蒙，或伴视物不清，胸闷恶心，食少多寐，舌苔白腻，脉濡滑。

证机概要：痰浊中阻，上蒙清窍，清阳不升。

治法：化痰祛湿，健脾和胃。

代表方：半夏白术天麻汤加减。本方燥湿化痰，平肝熄风，用于治疗脾虚湿盛、风痰上扰之眩晕。

常用药：法半夏、陈皮健脾燥湿化痰；白术、薏苡仁、茯苓健脾化湿；天麻化痰熄风，止头眩。若眩晕较甚，胸闷恶心，可酌加代赭石、竹茹、生姜、旋覆花以镇逆止呕；若脘闷纳呆，加砂仁（后下）、白豆蔻仁等芳香和胃；若痰郁化火，头痛头胀，心烦口苦，渴不欲饮，舌红，苔黄腻，脉弦滑，宜用黄连温胆汤清化痰热。

2. 气滞血瘀证

眩晕，头痛，兼见肢体麻木，健忘，心悸，精神不振，耳鸣耳聋，面唇紫黯，舌暗有瘀斑或细涩。

证机概要：瘀血阻络，气血不畅，脑失所养。

治法：祛瘀生新，活血通窍。

代表方：通窍活血汤加减。本方活血化瘀，通窍止痛，用于治疗气滞血瘀、瘀阻头窍而导致的眩晕、头痛诸症。

常用药：川芎、赤芍、桃仁、红花活血化瘀，通窍止痛；白芷、石菖蒲、老葱通窍理气，温经止痛；当归养血活血；地龙、全蝎善入经络，镇痉祛风。若兼见神疲乏力、少气自汗等症，加入黄芪、党参益气行血；若兼畏寒肢冷，感寒加重，可加制附子、桂枝温经活血。

3. 肝阳上亢证

眩晕，头痛，耳鸣，目胀，口苦，失眠多梦，遇烦劳郁怒而加重，甚则仆倒，颜面潮红，急躁易怒，肢麻震颤，舌红苔黄，脉弦或数。

证机概要：肝阳风火，上扰清窍。

治法：平肝潜阳，清火熄风。

代表方：天麻钩藤饮加减。本方功用平肝潜阳，清火熄风，可用于肝阳偏亢、风阳上扰而导致的眩晕头痛。

常用药：天麻、石决明、钩藤平肝潜阳熄风；怀牛膝、杜仲、桑寄生补益肝肾；黄芩、山栀子、菊花清肝泻火；白芍柔肝滋阴。若肝火上炎，口苦目赤，烦躁易怒者，酌加龙胆草、牡丹皮、夏枯草；若肝肾阴虚较甚，目涩耳鸣，腰酸膝软，舌红少苔，脉弦细数者，可酌加枸杞子、何首乌、生地黄、麦冬、玄参；若见目赤便秘，可选加大黄、芒硝或当归龙荟丸以通腑泄热。

4.气血亏虚证

眩晕、头痛动则加剧，劳累即发，面色苍白，神疲乏力，倦怠懒言，唇甲不华，发色不泽，心悸少寐，纳少腹胀，舌淡苔薄白，脉细弱。

证机概要：气血亏虚，清阳不展，脑失所养。

治法：补益气血，调养心脾。

代表方：归脾汤加减。本方功用补益气血，健脾养心，主治因心脾两虚、气血不足而导致的眩晕、头痛等。

常用药：党参、白术、黄芪益气健脾；当归、熟地黄、龙眼肉、大枣补血生血养心；茯苓、炒白扁豆补中健脾；远志、酸枣仁养血安神。若中气不足，清阳不升，兼见气短乏力，纳少神疲，便溏下坠，脉象无力者，可合用补中益气汤；若自汗时出，易于感冒，当重用黄芪，加防风、浮小麦益气固表敛汗；若脾虚湿盛，腹泻或便溏，腹胀纳呆，舌淡舌胖，边有齿痕，可酌加薏苡仁、炒白扁豆、泽泻等，当归宜炒用；若兼见形寒肢冷，腹中隐痛，脉沉者，可酌加桂枝、干姜以温中助阳；若血虚较甚，面色白，唇舌色淡者，可加阿胶（烊化）、紫河车粉（冲服）；兼见心悸怔忡，少寐健忘者可加柏子仁、合欢皮、夜交藤养心安神。

5.肾精不足证

眩晕、头痛日久不愈，精神萎靡，腰酸膝软，少寐多梦，健忘，两目干涩，视力减退；或颧红咽干，五心烦热，舌红少苔，脉细数；

或面色㿠白，形寒肢冷，舌淡嫩，苔白，脉弱尺甚。

证机概要：肾精不足，髓海空虚，脑失所养。

治法：滋养肝肾，益精填髓。

代表方：左归丸加减。本方滋阴补肾，填精补髓，主治因肾精不足，髓海失养而导致的眩晕、头痛。

常用药：熟地黄、山萸肉、山药滋阴补肾；龟板、鹿角胶滋肾助阳，益精填髓；杜仲、枸杞子、菟丝子补益肝肾；怀牛膝强肾益精。若阴虚火旺，症见五心烦热，潮热颧红，舌红少苔，脉细数者，可选加鳖甲、龟板、知母、黄柏、牡丹皮、地骨皮等；若肾失封藏固摄，遗精滑泄者，可酌加芡实、莲须、桑螵蛸等；若兼失眠，多梦，健忘诸症（烊化），加阿胶、鸡子黄、炒酸枣仁、柏子仁等交通心肾，养心安神。若阴损及阳，肾阳虚明显，表现为四肢不温，形寒怕冷，精神萎靡，舌淡脉沉者，或予右归丸温补肾阳，填精补髓，或酌配巴戟天、淫羊藿、肉桂。若兼见下肢浮肿，尿少等症可加桂枝、茯苓、泽泻等温肾利水；若兼见便溏，腹胀少食，可加白术、茯苓以健脾止泻。

（二）现代中医研究进展

有学者认为，目前纯中药制剂在降低血压值、使之快速达标等方面不及西医，但西医仍有局限性，中医辨证论治方面具有不可忽视的临床价值。中医中药治疗关键在于调整气血阴阳的偏盛偏衰，目标是"疏其血气，令其调达，而致和平"，最好的疗效指标是改善症状，减少并发症，提高生活质量。而这是一个缓慢过程，也是一个治病求本的过程，更是中医中药优势之所在。坚持以辨证论治为基础可以更好地提高疗效。一般而言，中医治疗首当辨虚实。虚则肾阴虚兼及心、脾，阴虚于下，水不涵木，脑髓失养，治以滋补肾阴，兼以养血安神为主；实则肝火上亢，兼之痰浊瘀血，肝阳上亢，痰浊上蒙、瘀血阻蔽所致，治以平肝潜阳，兼以化浊清络。中医治疗的目的在于调整阴阳、恢复阴阳之气血的平衡。

有学者曾将150例高血压病患者随机分为治疗组与对照组，各75例，对照组应用西医降压药治疗，治疗组在中医辨证治疗的基础上采用自拟的桑菊平肝汤加减治疗。结果：两组患者降压疗效比较，治疗组降压总有效率为92.00%，对照组降压总有效率为80.00%。得出结论：桑菊平肝汤治疗高血压病降压疗效确切，症状改善明显，是治疗高血压病较好的方剂，值得临床推广应用。可见中医药在高血压的治疗中有着明显的优势。

（三）中医外治法

1. 耳穴压豆

《灵枢·口问》中记载"耳者，宗脉之所聚也"，十二经脉皆上达于耳，耳与经脉、脏腑之间有着密切联系，而耳穴是分布在耳郭皮肤表面与人体脏腑、经络、组织器官、四肢百骸相互沟通的部位。当人体发生疾病时，通常会在耳穴相应部位出现阳性反应，通常这些反应点也是耳穴防治疾病的刺激点，因此刺激相应部位耳穴，能通经活络，调节阴阳。

选取肾上腺、降压沟、内分泌、肾为主穴，并随证加减。耳穴神门、心和皮质可安神，调和情志，从而缓解头晕；内耳与晕点（枕）可保护前庭系统；痰湿取耳穴脾、肺，调控脾胃运化功能，以缓解痰湿；加肾以促肾精生化，改善肾精不足表现；额是健脑要穴，具有健脑清头目之效；肝穴有疏肝理气、祛风通络之功；内耳、三焦穴平肝潜阳，清火熄风，补虚泻实，调整阴阳气血。

操作：耳穴按常规消毒，王不留行籽高压灭菌阴干，用胶布贴压所选耳穴上，并予以按压，嘱其家长于每餐饭前代为按压穴位5分钟。按压时局部以有痛感为佳。每3~5天更换1次，4次为1个疗程。

2. 中药足浴

足浴法是根据中医辨证施治的外治法，肾经起于足底之涌泉穴，药物透过足部孔窍、皮肤吸收而发挥药理作用及对局部穴位刺激而调节脏腑功能。足浴方中加入杜仲、怀牛膝补肾益精；钩藤、夏枯草、桑叶平肝潜阳，川芎活血行气，红花活血化瘀，肉桂温经散寒通脉。通过中药足浴可起到平肝潜阳、温经活血功效。

3. 针灸治疗

主穴为风池、内关、曲池、太冲穴。

（1）肝阳上亢者，配侠溪、行间、肝俞。

（2）痰湿中阻者，配丰隆、中脘、解溪。

（3）气血亏虚者，配脾俞、肾俞、气海、足三里。

（4）肾精不足者，配脾俞、肝俞、肾俞。

风池有主治头痛、眩晕、惊痫的作用，现代医学研究，平刺风池穴透风府穴，有明显降低血压的作用。

内关是手厥阴心包经的络穴，它能够维系诸阴，调和诸脏，疏利厥阴。

曲池为大肠经合穴，合主逆气而泄；太冲为足厥阴肝经，是肝经的原穴，可平肝泄热。

各配穴根据辨证分型的不同而添加，如肝俞能够养肝肾之阴，平肝潜阳；心俞可行气活血、镇静安神；行间、侠溪能够清泻肝胆，平抑肝阳；足三里为胃经之合穴，与脾经相表里，脾胃乃后天之本，有治疗和保健的双重作用；气海有益元气、补肾虚之功能。

4. 单方或验方

（1）醋泡花生仁　花生仁适量，用醋浸泡1周后，每晚睡前嚼食7~8粒；或将花生仁焙干研成细粉，每日服2~3次，此方法适用于肝阳偏亢人群。

（2）胡萝卜粥　鲜胡萝卜适量，粳米60克，胡萝卜块与粳米煮粥，粥成调冰糖适量，煮1~2沸即可，常服食。

（3）昆布海藻煲黄豆　昆布、海藻各30克，黄豆150~200克。文火煲汤，少加白糖调和，每日服2次。

（4）淡菜芹菜汤　淡菜、芹菜各10~30克，每日煮汤喝，15日为1个疗程。

（5）绿豆海带粥　绿豆、海带（切碎）各100克，粳米适量，同煮成粥，晚餐食用。

（6）吴茱萸粉外用　取吴茱萸30克，打粉，用醋调敷双足底涌泉穴，10~12小时（睡前敷，醒后取下），此方法适用于肝阳偏亢人群。

第六节　预防调护

掌握儿童高血压发病的相关因素，及早发现高血压，进行早期预防，对减缓高血压的发展至关重要。

一、控制体重

随着经济的快速发展，人们生活方式的日益西化，超重、肥胖儿童日益增多。超重是儿童血压升高的最重要的因素，是发展成儿童高血压的主要危险因子。BMI及腰围（腹型肥胖）都与高血压的发病有关。因此，定期监测体重、控制体重可以预防高血压的发生。

二、生活方式管理

虽然许多生活方式干预高血压的相关研究已见报道，但是目前仍没有基于循证证据的指南可以推荐。一般来说，每周3~5天，每次持续40分钟的中等强度的有氧体育运动可以改善肥胖儿童的血管功能，降低血压。通过生活方式干预，减少能量的摄入，增加体育锻炼对肥胖儿童保持较低的血压非常有帮助。建议肥胖儿童选择有氧运动，即有节奏的低负荷动力型运动，如步行、慢跑、游泳、爬山、各种球类等；运动强度为自觉疲劳程度为有一点累或稍累；每天运动时间不少于 60 分钟，一天的时间可以累加，但每次运动应在 15～20 分钟以上；运动频率最好为 1 次 / 天。减体重速度不宜过快，一般以 2～4 千克 / 月为宜。

三、定期测量血压和定期健康体检

动脉粥样硬化的发生发展是一个漫长的过程，它随着年龄的增长逐渐加重，因而从儿童期就应加强血管保护，预防动脉粥样斑块形成。对有高血压家族史、肾炎病史以及 10 岁以上肥胖儿童，若经常诉说头昏、头晕、乏力者，家长应提高警惕，尽早到医院测量血压，及早发现问题，及早治疗。当儿童血压超过正常范围时，就应该对其定期健康检查，及早发现高血压危险因素，寻找病因，及早治疗。

参考文献

[1]Duvnjak L, Bulum T, Metelko Z. Hypertension and the metabolic syndrome [J]. Diabetologia Croatica, 2008, 37（4）：83-89.

[2]Expert Panel on Integrated Guidelines for Cardiovascular Health and Risk Reduction in Children and Adolescents; National Heart, Lung, and Blood Institute. Expert panel on integrated guidelines for cardiovascular health and risk reduction in children and adolescents: summary report [J]. Pediatrics, 2011, 128（Suppl 5）：S213-S256.

[3]Feber J, Ahmed M. Hypertension in children: new trends and challenges[J]. Clin Sci（Lond）, 2010, 119（4）：151-161.

[4]Fu JF, Liang L, Zou CC, et al. Prevalence of the metabolic syndrome in

Zhejiang Chinese obese children and adolescents and the effect of metformin combined with lifestyle intervention [J]. Int J Obes（Lond）, 2007, 31（1）: 15-22.

[5]Lurbe E, Cifkova R, Cruickshank JK, et al. Management of high blood pressure in children and adolescents: recommendations of the European Society of Hypertension [J]. Hypertens, 2009, 27（9）: 1719-1742.

[6] 胡云南，易岂建. 儿童高血压的诊治进展 [J]. 儿科药学杂志，2010，16（01）: 57-60.

[7] 刘博伟，尹福在，马春明，等. 青少年高血压与代谢综合征的危险因素 [J]. 中华高血压杂志，2008，16（02）: 140-143.

[8] 刘博伟，尹福在，马春明，等. 体质量指数，而不是腰围/身高，与青少年高血压关系最密切 [J]. 中华高血压杂志，2008，16（09）: 785-788.

[9] 米杰，王天有，孟玲慧，等. 中国儿童青少年血压参照标准的研究制定 [J]. 中国循证儿科杂志，2010，5（01）: 4-14.

[10] 邱钟燕，王予川，刘君实，等. 青少年儿童体质指数与血压关系探讨 [J]. 临床儿科杂志，2007（07）: 564-566.

[11] 王陇德主编. 中国居民营养与健康状况调查报告之一: 2002 综合报告. 北京: 人民卫生出版社，2005: 53-57.

[12] 北京市儿童青少年原发性高血压的家庭聚集性分析 [J]. 中华高血压杂志，2009，17（03）: 288.

[13] 中国高血压防治指南修订委员会. 中国高血压防治指南 2010 [J]. 中华心血管杂志，2011，39（7）: 479-610.

[14] 李霁，韩斐. 100 例未成年人原发性高血压中医证型及其与危险因素的关系 [J]. 长春中医药大学学报，2017，33（05）: 757-760.

[15] 李霁，韩斐. 儿童及少年高血压在中医临床诊治中面临的问题及探讨 [J]. 辽宁中医药大学学报，2013，15（11）: 106-108.

[16] 张德磊. 吉林省长春市 2120 名中学生高血压发病情况及相关因素分析 [D]. 吉林大学，2014.

[17] 张明秋，郭亚芹，曲振君. 高血压病发病机制 [J]. 中国乡村医生，2001

（08）：12-14.

[18] 赵连友，王先梅.高血压病发病机制的研究现状[J].解放军保健医学杂志，2004（02）：67-70.

[19] 李雪梅，于宪一.儿童高血压精准诊治[J].中国实用儿科杂志，2016，31（08）：585-589.

[20] 段盈佚，常静.探讨儿童及青少年高血压的药物治疗[J].检验医学与临床，2015，12（05）：688-690+693.

[21] 张肖笑，熊丰.儿童原发性高血压临床研究进展[J].现代医药卫生，2014，30（05）：712-714.

[22] 宁曼，何海燕.浅谈儿童高血压的影响因素及防治[J].中国妇幼卫生杂志，2016，7（05）：70-74.

[23] 杨芝红.浅析儿童高血压的诊断及治疗现状[J].中国城乡企业卫生，2015，30（05）：35-38.

[24] 李霁，韩斐.中西医结合诊治儿童原发性高血压病探讨[J].中国中医药信息杂志，2012，19（10）：92-93.

[25] 李红卫，田玲，杨冰，等.食疗防治高血压病[J].中医杂志，2011，52：39-40.

[26] 刘正生.桑菊平肝汤治疗高血压病75例临床观察[J].中外医学研究，2017，15（29）：171-172.

[27] 孟玲慧，梁亚军，胡跃华，等.电子血压计与台式水银血压计测量儿童青少年血压的比对研究[J].中华高血压杂志，2012，20（8）：738-744.

第四章

儿童代谢综合征

第一节 概述

代谢综合征（metabolic syndrome，MS）是指人体的蛋白质、脂肪、碳水化合物等物质发生代谢紊乱的病理状态，是一组复杂的代谢紊乱症候群。随着儿童肥胖症患病率的增长，MS 在儿童人群中已呈现流行趋势。尽管儿童 MS 的诊断标准尚未统一，但儿童人群 MS 流行的趋势构成对儿童人群近期健康的危害，已成为各国学者的共识。

各国儿童 MS 患病率差异较大，可能与诊断标准不同有关。美国国家健康和营养调查报告（National Health and Nutrition Examination Survey，NHANES）数据依不同 MS 诊断标准 12～19 岁儿童人群 MS 患病率为 2.0%～9.4%，肥胖儿童 MS 的患病率为 12.4%～44.2%，仍高于正常儿童。因此，估计美国约有 200 多万 MS 患儿。

2009 年采用 Cook 标准，对 8 省市 2752 名 7～17 岁儿童青少年进行调查结果显示，代谢综合征患病率为 3.2%，其中男生 3.4%、女生 3.0%、城市 3.1%、农村 3.3%，体重正常、超重、肥胖儿童青少年患病率分别为 0.7%、8.0%、23.9%，超重、肥胖儿童青少年患代谢综合征的危险性分别是体重正常者的 12.82 倍和 51.38 倍，超重、肥胖儿童青少年患代谢综合征的风险更大。调查显示，中等肥胖儿童青少年（平均 BMI 33.4kg/m^2）代谢综合征患病率为 38.7%、严重肥胖（平均 BMI 40.6kg/m^2）者为 49.7%，代谢综合征患病率随肥胖程度的加重而增加。

中医学无"代谢综合征"的确切病名，但根据该病的临床表现而言，可参考"肥胖""消渴""眩晕""胸痹"等病证进行论治。《素问·通评虚实论》有云："甘肥贵人，则高梁之疾也。"脾胃旺盛，多饮多食，喜食肥甘厚味，则生湿热，而脾土为湿困，水谷精微来不及转运，水湿运化亦不能完全，则膏脂、痰浊、水湿积聚而形成肥满。《素问·奇病论》曰："此肥美之所发也，此人必数食甘美而多肥也,肥者令人内热,甘者令人中满。故其气上溢,转为消渴。"此句是对"消渴"的命名、病因、病机、症状等的论述。可见消渴前期多见肥胖,而"数食甘美而多肥"必令人脾胃受损,脾虚则水湿、精微内停,日久水湿化热、化痰,精微内停为膏、为脂。眩晕乃因"髓海不足""阴气衰于下,肾气有衰,阳气独胜",为"木郁之发",故"甚则耳鸣眩转,目不识人,善暴僵仆",也有"痰挟气虚并火""有因于死血者""中风之渐""多见眩仆卒倒"等并发症。胸痹,因"脏腑虚弱,阴阳不和,风邪冷气,攻注胸中",或因"喜怒忧思所致",病机以"气滞为多""血脉凝滞,不通则痛",或"痰挟死血,随后攻注,流走刺痛"。现代医家关于儿童代谢综合征的病因论述,不外乎先天禀赋不足,或脾肾亏虚,嗜食肥甘厚味,致脾胃功能失调,水谷精微失于运化,湿浊内生,痰瘀阻滞,或阴虚燥热,气阴两虚,阴阳两虚等。具体治则治法有活血化瘀、清热祛湿、理气化痰、补肾健脾、益气养阴等。

第二节 病因与发病机制

一、西医病因病理

(一)病因

1. 遗传因素 肥胖、高血压、血脂紊乱、2型糖尿病、代谢综合征、脑血管疾病的家族史。

2. 宫内营养与发育相关因素 出生时小于胎龄儿或巨大儿,容易发生儿童期或成年期代谢综合征。

3. 饮食因素 包括饮食结构和饮食行为。不良的饮食结构包括高糖、高脂、高胆固醇等高能量食物;不健康饮食行为包括进食速度快、暴饮暴食、不吃早餐、边玩耍边进食、家长强迫性喂养。

（二）发病机制

代谢综合征（MS）发病机制尚未完全阐明，肥胖、胰岛素抵抗、糖脂代谢异常和高血压等疾病是引起 MS 的基础。但 MS 并不是肥胖、高血压、糖尿病、血脂紊乱等几种原发疾病的相加。胰岛素抵抗是 MS 的中心环节，肥胖，特别是向心性肥胖与胰岛素抵抗密切相关，它通过直接或间接的机制与 MS 其他疾病的发生发展密切相关。

1. 肥胖

肥胖是代谢综合征发病的始动因素，也是代谢综合征的一个重要特征，与胰岛素抵抗密切相关。肥胖的直观体现是脂肪组织增加，受体相对减少，对胰岛素敏感性下降。同时，肥胖者常伴血脂异常，过高的血脂可能沉积于胰岛细胞，抑制了胰岛素的分泌，使血糖升高。为了降低过高的血糖，机体又代偿性地分泌更多的胰岛素，出现高胰岛素血症。而肥胖者游离脂肪酸的摄取和氧化增加，亦抑制了胰岛素在骨骼肌和肝脏的效应，久而久之产生胰岛素抵抗。

2. 胰岛素抵抗（IR）

这是一个慢性亚临床炎症过程。肿瘤坏死因子-α（TNF-α）和白介素-6（IL-6）都能减轻机体组织细胞对胰岛素的敏感性。机体出现 IR 时，一些细胞因子在机体肝脏、脂肪、骨骼肌等组织内的表达会受到明显影响，随后通过一系列的分泌作用减轻组织细胞对胰岛素的敏感性。尽管 MS 中每一种疾病都可能有多种发生途径，但各个危险因素的发生及发展过程密切相关、相互影响，并可能存在共同的病理生理基础，但 IR 可能并非 MS 疾病集结状态的唯一机制。研究者发现，具有 MS 的人群并不一定都有 IR，而有 IR 的人群也不一定都具有 MS，提示这种心血管病多种代谢危险因素集结在个体的现象可能具有更为复杂或多元的病理基础。

3. 高胰岛素血症

（1）糖代谢异常　IR 早于糖尿病发生，是糖尿病的预测因子。

胰岛 B 细胞分泌胰岛素或胰岛素作用不足可导致糖、脂肪、蛋白质等物质代谢紊乱，胰岛素依赖组织的糖利用障碍，肝糖异生作用增加致使血糖上升，是糖代谢异常的发病机制。

（2）脂代谢紊乱　胰岛素抵抗状态下，胰岛素抑制游离脂肪酸（FFA）释放的作用减弱，导致 FFA 增多及极低密度脂蛋白（VLDL）合成增加；脂蛋白脂肪酶（LPL）活性降低使乳糜微粒/极低密度脂蛋白（CM/VLDL）分解减少。因而 CM/VLDL 增加，富含甘油三酯（TG）的脂蛋白（TRL）增加，在固醇酯转移蛋白（CETP）和肝脂酶（HL）作用下，小而密低密度脂蛋白（sLDL）增加。此外，TRL 增加使高密度脂蛋白（HDL）特别是 HDL-2 减少。TG 增加，sLDL 增加，HDL-2 降低，为 MS 血脂异常的三大特征。

（3）高血压　是 MS 的症状之一，也是心血管疾病发生的高危因素。高血压患者常有高胰岛素血症，进而刺激交感神经系统、增加心排血量，使血管收缩及平滑肌增殖，血管内皮细胞分泌一氧化氮（NO）减少、血管收缩，肾脏重吸收使钠增加。肥胖也是血压增高的重要因素，脂肪细胞分泌的盐皮质激素释放因子促进醛固酮含量上升，可能是肥胖致高血压的分子机制。

（4）血管内皮细胞功能异常　胰岛素抵抗状态下，血糖增高、sLDL 及脂肪细胞来源的细胞因子增多等可损伤血管内皮细胞功能，内皮细胞释放的 NO 减少、血管舒张功能降低及血管保护作用减弱，并出现微量白蛋白尿及 vov Willebrand 因子（vWF）增加。

（5）血液凝溶异常　纤维蛋白原和纤溶酶原激活物抑制物 1（PAI-1）增加及抗血小板聚集作用降低共同导致高凝状态。

（6）慢性、低度炎症状态　肥胖和有关的代谢病理变化伴有慢性、低度炎症反应，其特征是产生异常的细胞因子、急性期反应产物增加及激活炎症信号通路，不但可导致胰岛素抵抗，还直接参与动脉粥样硬化发生的全过程。

4. 其他

儿童下丘脑-垂体-肾上腺轴（HPA）功能异常。研究显示，向心性肥胖者的糖皮质激素受体（glucocorticoid receptor，GR）功能可能有缺陷，HPA功能的异常会加重过量皮质醇给机体带来的不利影响，比如使胰岛素、血糖、甘油三酯、低密度脂蛋白胆固醇（LDL-C）升高，使高密度脂蛋白胆固醇（HDL-C）降低，使血压升高、心率加快，进而引发心脑血管疾病和2型糖尿病。

二、中医病因病机

1. 病因

（1）先天禀赋不足　《灵枢·寿夭刚柔》有云："人之生也，有刚有柔，有弱有强，有短有长，有阴有阳。"这说明人生来禀赋有别，会形成个体差异。先天禀赋与肾脏关系最为密切，先天之精源于父母生殖之精。肾精所化生的元气能推动人体生长、发育和生殖，激发和调节各个脏腑、经络等组织器官功能，是人体生命活动的原动力。倘若先天禀赋不足，元气亏损，脏腑功能不足，可导致人体对某些疾病的易感性增强。

（2）情志失调　《血证论·脏腑病机论》曰："木之性主于疏泄，食气入胃，全赖肝木之气以疏泄之，而水谷乃化。"饮食不节，食积之浊气壅滞不行，致使肝失疏泄，气血郁滞，脏腑功能失调，水谷不能化生，膏脂输化失常，进而使一系列代谢障碍发生。

（3）饮食不节　《素问·经脉别论》曰："饮入于胃，游溢精气，上输于脾，脾气散精，上归于肺，通调水道，下输膀胱。"《素问·通评虚实论》曰："凡治消瘅仆击，偏枯痿厥，气满发逆，甘肥贵人，则高粱之疾也。"小儿脾常不足，饮食不知自节，若过食肥甘，暴饮暴食，损伤脾胃，脾失健运，不能把水谷变成精微物质，也不能运化水湿之邪，升清降浊功能失常，使浊邪内存，痰湿内蕴，从而引起代谢障碍。

（4）劳逸失调　过度安逸，贪睡少动；终日伏案，多坐少走，少动懒动，壅滞气机，津液转输不利，痰浊、膏脂内聚。《医学入门》云："终日屹屹端坐，最是生死。人徒知久行久立伤人，而不知久卧久坐之尤伤人也。"活动减少，四肢肌肉懈怠，脾失健运，水谷不化精微，造成体内代谢紊乱。

2. 病机

本病多属本虚标实之候。本虚多为脾胃亏虚、气阴两虚，标实为痰瘀阻络、瘀血阻络。主要病理类型为痰、湿、瘀、浊，主要涉及的脏腑为肝、脾、肾。

肝主疏泄，调畅气机，三焦通利，则各脏腑功能协调。若患儿常有紧张、抑郁、焦虑、恼怒、悲愤、失落、挫折等情绪，则肝郁气滞，气机不畅，三焦不利，气血津液运行不畅。此外，肝木克脾土，脾失健运，不能运化水谷精微及水湿之邪，聚饮成痰，致痰浊内生。《济生方》有"若三焦气塞，脉道壅闭，则水饮停聚，不能宣通，聚而成痰饮，为病多端"的论述。

脾胃为后天之本，主受纳、运化水谷，为气血化生之源。小儿脾常不足，饮食不知自节，若过食肥甘，暴饮暴食，损伤脾胃，脾失健运。脾虚气弱，上不能散精于肺以输布全身，下不能散精于肾以制水，湿浊内生。脾喜燥恶湿，湿浊进而阻碍脾气，加重湿浊内生，或脾虚气弱日久，脾阳亏虚，水湿运化无权，加重体内湿浊，精微不布，痰浊膏脂瘀积体内而成。

肾寓元阴元阳，为一身阴阳根本，与津精水血关系密切。肾气不足则脏腑功能失调，阴阳失调则开阖失度，水津代谢失常，为痰、为湿；血行失调则出现瘀血为患。过食肥甘、厚腻，运动过少及忧思劳倦过度，则加重脾肾虚损，导致代谢失常。《景岳全书》曾论，"盖痰即水也，其本在肾，其标在脾""……五脏之病，但能生痰，故痰之化，无不在脾，痰之本，无不在肾"。

痰、湿、瘀、浊均是机体代谢障碍所形成的病理产物，痰湿是人体的津液在输布和排泄过程中发生障碍，停留于体内所致。痰浊壅塞，阻碍气机升降，使肝失疏泄，致气滞血瘀痰阻，脂浊流溢皮下，积于脉道，瘀久化热，久而气血阴阳亏虚，从而出现代谢综合征的一系列病症。

第三节　临床表现

1. 中、重度肥胖，胸腹部脂肪堆积。多见于年长儿及青少年，喜食肉类及油腻食品，多数活动较少。
2. 胰岛素抵抗的皮肤表现。较多患儿颈部、腋下或肘部皮肤褐色或黑色素沉着，表皮增厚，属良性黑棘皮病（acanthosis nigricans，AN）。
3. 血压升高（处于同年龄同性别 P_{90} 或 P_{95} 以上）。
4. 空腹血糖升高，或口服葡萄糖耐量试验（OGTT）显示糖耐量受损，或 2 型糖尿病。
5. 脂代谢紊乱（包括高胆固醇、高甘油三酯、高低密度脂蛋白胆固醇和低高密度脂蛋白胆固醇）。
6. 高胰岛素血症。

第四节　西医诊断与鉴别诊断

一、诊断标准（2012 年中华医学会儿科分会"中国儿童青少年代谢综合征定义和防治建议"）

1. 10 岁及以上儿童青少年代谢综合征 (MS) 诊断标准

中心性肥胖：腰围（waist circumference，WC）≥同年龄同性别 90 百分位（P_{90}）为儿童青少年 MS 基本和必备条件，同时具备至少下列 2 项：

（1）高血糖　①空腹血糖受损（IFG）即空腹血糖≥5.6mmol/L；②或糖耐量受损（IGT）即口服葡萄糖耐量试验（OGTT）2小时血糖≥7.8mmol/L但<11.1mmol/L；③或2型糖尿病。

（2）高血压　收缩压≥同年龄同性别P_{95}或舒张压≥同年龄同性别P_{95}（详见中国高血压防治指南修订委员会制定的"中国高血压防治指南2010"）。

（3）低高密度脂蛋白胆固醇[HDL-C<1.03mmol/L（40mg/dL）]或高非高密度脂蛋白胆固醇[non-HDL-C≥3.76mmol/L（145mg/dL）]

（4）高甘油三酯[TG≥1.47mmol/L（130mg/dL）]。

中心性肥胖的简易识别法：建议采纳腰围/身高（waist-to-heightratio，WHtR）作为筛查指标，男童≥0.48，女童≥0.46。

高血压的快速识别：收缩压≥130mmHg，舒张压≥85mmHg。这2项指标主要用于向心性肥胖和高血压的快速筛查，如需明确诊断及研究，仍需查腰围和高血压的各年龄段百分位值表。

2.6（岁）≤年龄<10（岁）儿童心血管疾病危险因素异常界值

6（岁）≤年龄<10（岁）儿童的生理特征处于快速变化中，不宜轻易诊断代谢综合征。然而，近期临床研究发现，该组肥胖儿童已经暴露多项代谢异常，故提出心血管疾病危险因素并予以明确界定：

（1）肥胖　体重指数（body mass index，BMI）≥同年龄同性别P_{95}，或腰围≥同年龄同性别P_{95}。

（2）高血压　血压≥同年龄同性别P_{95}；快速识别即收缩压≥120mmHg或舒张压≥80mmHg。

（3）脂代谢紊乱　①低高密度脂蛋白胆固醇（低HDL-C）<1.03mmol/L（40mg/dL）；②高非高密度脂蛋白胆固醇（高non-HDL-C）≥3.76mmol/L（145mg/dL）；③高甘油三酯（高TG）≥1.47mmol/L（130mg/dL）。

（4）高血糖空腹血糖（FBG）≥5.6mmol/L（126mg/dL），建议行OGTT。

因此，对于存在多项代谢异常的 6（岁）≤年龄＜10（岁）儿童，应警惕 MS 可能，及早进行干预。

二、鉴别诊断

1. 糖尿病

糖尿病是由于胰岛素分泌绝对缺乏或相对不足所致的糖、脂肪、蛋白质代谢紊乱症。98% 的儿童糖尿病为 1 型糖尿病，2 型糖尿病甚少，但随着儿童肥胖症的增多而有增加的趋势。1 型糖尿病确切的发病机制尚未明确，目前认为是在遗传易感基因的基础上，由环境因素的作用引起的自身免疫反应。临床典型症状为多饮、多尿、多食、乏力、体重下降，其空腹血糖 ≥ 7.0mmol/L，餐后血糖或口服葡萄糖耐量试验 2 小时血糖 ≥ 11.1mmol/L。

2. 继发性高血压

儿童青少年血压明显升高者多为继发性高血压，肾性高血压是首位病因。

（1）肾脏疾病　肾小球肾炎、急性和慢性肾炎、肾肿瘤、肾动脉狭窄、单侧肾实质病变、多囊肾、肾外伤、肾静脉血栓等。

（2）内分泌疾病　皮质醇增多症、嗜铬细胞瘤、原发性醛固酮增多症等。

（3）心血管系统疾病　主动脉缩窄、多发性大动脉炎等。

第五节　治疗

一、西医治疗与研究进展

（一）生活方式干预

根据患儿及家庭情况制定个体化方案，通过饮食控制和有规律的体育锻炼达到控制体重并逐渐减重（减 5% ~ 10% 体重）的目的。通过低糖或低脂饮食控制总的热量摄入：控制碳水化合物，限制饱和脂肪酸、反式脂肪酸及胆固醇的摄入，增加食物中黏性纤维、植物甾醇（脂）的含量。

（二）药物干预

1. 对糖代谢紊乱患儿的治疗

（1）糖尿病前期（IFG 或 IGT）患儿经过 3 个月生活方式干预（饮食控制、运动 150 分钟/周，减重 5% ~ 10%）后，代谢异常指标仍无法逆转的 10 岁及以上患儿，建议使用二甲双胍治疗，500 毫克，每日 2 ~ 3 次，最大剂量每天 2000 毫克。

（2）10 岁及以上 T2DM 或处在糖代谢严重受损的糖尿病前期（IFG+IGT），并有以下任何一项危险因素，如高血压、高 TG、低 HDL-C、糖化血红蛋白（HbAlc）> 6% 的患儿，或一级亲属有糖尿病患者的患儿，应立即给予二甲双胍治疗。

（3）对所有糖尿病及糖尿病前期患儿都应 3 ~ 6 个月随访 1 次，复查空腹血糖和糖化血红蛋白。糖尿病前期患儿至少每年重复 1 次口服葡萄糖耐量试验。

2. 对高血压患儿的治疗

（1）非药物治疗措施

①控制体重并逐渐减重（1 ~ 2 千克/月），尽量使腰围 < P_{75}；

②增加有氧锻炼，减少静态时间；

③调整饮食结构（包括限盐），建立健康饮食习惯。若 6 个月后仍未达标，应启动药物治疗或请儿科心血管专家会诊。

（2）药物治疗措施

①治疗原则　单一用药、小剂量开始。若治疗 4 ~ 8 周后血压不下降，可增加药量；

②治疗目标　首先使血压下降到年龄性别段的 P_{95} 以下，逐渐下降到安全的 P_{90} 以下；

③抗高血压药物　首选药物：血管紧张素转化酶抑制剂，血管紧张素Ⅱ受体阻断剂；次选药物：钙通道阻滞剂、β受体阻断剂，如有水钠潴留者可加用利尿剂。

3.对血脂异常患儿的治疗

对于存在血脂异常的肥胖儿童，应尽量避免和减少脂肪酸在体内的转化和聚集。因此，首先应该保证所需能量的25%～30%来自脂肪，<7%来自饱和脂肪酸，大约10%来自非饱和脂肪酸，<200毫克/天来自胆固醇，不过多摄入脂肪类食物；其次，对于LDL-C显著升高的肥胖儿童，2岁以后，植物性甾醇或植物性醇酯应用于替代常规脂肪摄入，应该达到2毫克/天；可以将可溶性植物纤维加入低脂、低饱和脂肪酸食物中。存在高甘油三酯血症的肥胖儿童，食物中应该减少糖的摄入，不进食含糖的各类饮料，用复合碳水化合物替代食物中单一碳水化合物，增加鱼类食物的摄入，以便增加体内Omega-3脂肪酸的摄入。

二、中医辨证治疗与研究进展

（一）传统中医辨证论治

1.痰浊内阻证

肥胖，胸闷，脘痞纳少，呕恶痰多，身重困倦，口中黏腻，头重如裹，大便不爽，舌苔厚腻，脉滑或濡。

证机概要：痰浊内生，阻滞气机。

治法：化痰祛湿，宽胸理气。

代表方：平胃散合温胆汤加减。本方功用化痰祛湿、宽胸理气，可用于痰浊内生、阻滞气机导致的肥胖、胸闷。

常用药：清半夏、苍术燥湿化痰；陈皮、厚朴理气消胀；茯苓健脾和胃；竹茹清热化痰；枳实行气导滞；甘草调和诸药。

若痰湿郁久化热而口苦，舌苔黄者，改用黄连温胆汤；若脾气虚弱者，加用党参、白术健脾和中。

2. 痰瘀互结证

肥胖，脘痞，身重困倦，面色晦暗，胸闷胸痛，头晕头痛，舌紫黯，或有瘀斑、瘀点，脉涩。

证机概要：气郁痰结，血气瘀滞，痰瘀互结。

治法：化痰理气，活血通络。

代表方：涤痰汤合血府逐瘀汤加减。本方化痰理气、活血通络，可用于痰瘀互结所致的肥胖。

常用药：法半夏、陈皮、茯苓、胆南星涤痰降浊；竹茹、枳实清热化痰利膈；当归、川芎、赤芍、熟地黄养血活血；桃仁、红花、怀牛膝活血祛瘀；柴胡、桔梗理气行气。

若痰热内盛，加天竺黄、竹沥；胸满闷痛，苔浊腻，加瓜蒌、薤白。

3. 肝胃郁热证

饮食不节，嗜食肥甘，或长期嗜酒，形体肥胖，急躁易怒，面红目赤，口苦口臭，脘痞，两胁胀满，便秘，舌质暗红，苔黄腻，脉弦滑。

证机概要：肝气郁结，横逆犯胃，郁热内结。

治法：清胃泻肝，导热攻滞。

代表方：龙胆泻肝汤合清胃散加减。本方清胃泻肝、导热攻滞，可用于肝胃郁热所致的形体肥胖、两胁胀满。

常用药：龙胆草、黄芩、栀子清肝泻火；泽泻、车前子清利湿热；当归、生地黄、牡丹皮滋阴养血，凉血清热；柴胡舒畅肝胆之气；黄连直清胃中实火；升麻清热解毒，宣达郁遏之火；炙甘草和中。

若肠胃积热、大便不通、腹胀腹满者，加大黄、芒硝。

4. 脾虚湿盛证

形体肥胖，神疲乏力，少气懒言，腹胀纳呆，舌淡胖，苔薄白，脉濡细。

证机概要：脾气虚弱，运化失司，水湿内盛。

治法：健脾益气，和胃化湿。

代表方：七味白术散合参苓白术散加减。本方健脾益气，和胃化湿，可用于脾虚湿盛所致的形体肥胖、神疲乏力。

常用药：黄芪、党参、白术、茯苓、怀山药、炙甘草益气健脾；白扁豆花、木香、藿香、砂仁醒脾行气散津；葛根升清生津；天冬、麦冬养阴生津；薏苡仁健脾渗湿。

若脾阳虚衰、阴寒内盛，可用理中丸温中散寒。

5. 阴虚阳亢证

肥胖，头晕，头痛，腰酸膝软，烦热，心悸，失眠，耳鸣，面红，口干，健忘，舌红少苔，舌有裂纹，脉弦细而数。

证机概要：阴气亏虚，阳气亢盛。

治法：育阴潜阳，镇肝熄风。

代表方：镇肝熄风汤加减。本方育阴潜阳、镇肝熄风，可用于阴虚阳亢所致的肥胖。

常用药：白芍、天冬、玄参、枸杞子滋阴柔肝；龙骨、牡蛎、龟板、代赭石镇肝潜阳；川牛膝、当归活血化瘀，引血下行；天麻、钩藤（后下）平肝熄风。

若阴虚阳亢，肝火偏旺，心中烦热，加栀子、黄芩清热除烦。

6. 气阴两虚证

体胖，口干，乏力，心悸气短，头晕耳鸣，腰膝酸软，肢体麻痛，视物模糊，胸闷胸痛，舌淡质暗或有瘀斑，舌有裂纹，脉沉细。

证机概要：气阴亏虚，失其所养。

治法：益气养阴，活血化瘀。

代表方：八珍汤加减。本方益气养阴、活血化瘀，可用于气阴两虚所致的肥胖。

常用药：党参、黄芪、白术、茯苓、炙甘草补脾益气；熟地黄、当归、白芍、川芎养血活血；陈皮、白扁豆、砂仁（后下）醒脾开胃。

若腰脊酸软，加续断、补骨脂、狗脊补肾助腰；口渴明显，加天花粉、生地黄养阴生津；气短汗多，加五味子、山萸肉敛气生津。

7. 阴阳两虚证

肥胖，胸闷倦怠，耳鸣，畏寒，肢冷，面浮肢肿，下肢冷痛，行走不利，夜尿频频，动则心悸、汗出、气短，舌淡暗少苔，舌有裂纹，脉沉细弱。

证机概要：阴损及阳，阴阳俱虚。

治法：滋补脾肾，调和阴阳。

代表方：虎潜丸合右归丸加减。本方滋补脾肾、调和阴阳，可用于阴阳两虚所致的肥胖。

常用药：虎骨、牛膝壮筋骨利关节；黄柏清虚热；锁阳温肾益精；制附子、肉桂温补肾阳；杜仲、山茱萸、菟丝子、鹿角胶温补肾气；熟地黄、山药、枸杞子、当归补益精血，滋阴以助阳。

若下肢浮肿甚，加茯苓、泽泻、车前子，或合五苓散利水消肿。

（二）单味药治疗

党参：归脾、肺经。《本草从新》言党参"甘平补中益气，和脾胃，除烦渴。"党参为补益药中平和之品，能强其脾肺之气，助其行津输液。现代药理研究显示，党参多糖能降血糖、改善胰岛素抵抗，服用党参也可达到增强免疫、抗疲劳的作用。

黄连：归心、脾、胃、胆、大肠经。《神农本草经》言其"味苦，寒"。《名医别录》云黄连主治"久下泄……止消渴……调胃肠"。葛根黄芩黄连汤中用黄连取其苦燥能去湿，苦寒能清泄里热，本方乃取其苦寒燥湿之用，治疗湿郁化热。现代药理研究显示，黄连有降糖、调脂及改善胰岛素抵抗的作用。

山楂：归脾、胃、肝经。《本经逢原》言之"甘、苦、微酸，温"。《本草纲目》云山楂"化饮食，消肉积，癥瘕，痰饮痞满吞酸，滞血脏痛"。山楂可开胃气，醒脾气，助运化，又能消散瘀滞。现代药理研究显示，山楂中槲皮素和金丝桃苷成分具有降血脂作用，山楂具有抗动脉粥样硬化作用。

生薏苡仁：归脾、胃、肺经。《本草从新》言其"甘淡微寒而属土。……健脾。治水肿湿痹"。薏苡仁可醒脾利湿，与苦杏仁、半夏相配，取其宣上、畅中、渗下，三焦并重，使邪无藏身之地。《本草蒙筌》言薏苡仁"久服益气轻身，多服开胃进食"。现代药理研究显示，薏苡仁提取物对肝脏脂肪变性具有保护作用，薏苡仁具有抗氧化、抗疲劳作用。

黄芪：味甘，性温，入脾、肺经，功用平和，可治诸不足之症。本药攻补兼施、扶正祛邪皆可用之，善补气健脾，补诸虚劳损。黄芪能补其气却不壅其经络，《本经逢原》中言"能通调血脉，流行经络，而不碍于壅滞也"。现代药理研究显示，黄芪提取物具有抗氧化、抗疲劳、抗衰老作用，黄芪同时具有改善胰岛素抵抗作用。

（三）现代医家治疗经验

1. 从脾胃论治代谢综合征

代谢综合征发病，无非就是在个体特异体质（超重或肥胖）的基础上，饮食不节、劳逸过度等损伤脾胃，导致脾胃元气亏虚，脾虚不运，进而发生其他脏腑的病变。其次，无论是从MS关键症状肥胖，还是从其主要发病机制胰岛素抵抗看，都与中医脾胃密切相关。常用的治则治法包括健运脾胃、升清降浊、利胆利尿、化痰消瘀、益气养阴、解毒化浊等。

2. 从少阳论治代谢综合征

目前中医学者对于代谢综合征的研究，普遍认为与禀赋不足、年老正衰、情志失调、过食少动等因素有关。禀赋不足、年老正衰皆为人体代谢活动的动力不足，少阳秉生发之气，是代谢的动力之所在，生发少阳之气可以对人体的新陈代谢活动起到促进作用。过食致积滞不化，少动致运化无力，情志异常致气机失调，都可以通过调节少阳的枢机功能，使气机的运转、水谷的传化恢复正常。故从少阳论治本病，可以消除引发代谢综合征的主要致病因素。

（四）针刺治疗

选穴脾、胃、肝、肾背俞穴，及中脘、足三里、三阴交、合谷、天枢等穴，每日1次，每10日休息2日。

（五）针药结合

予疏肝健脾活血方（柴胡、白术各9g，郁金8g，黄芪、鬼箭羽、丹参各15g，茯苓、桃仁、女贞子、焦山楂各10g，红花、炙甘草各6g），每日1剂，水煎服。结合电针，以捻转泻法取中脘、外关、曲池、丰隆、太冲、阴陵泉、足三里、三阴交、合谷、天枢等穴，频率60次/分钟，连续波，留针30分钟，每日1次，每周5次。

（六）腹针

1.选穴：中脘、下脘、关元、气海、双侧天枢、双侧大横、双侧滑肉门、双侧外陵穴。

2.操作：局部消毒，管针进针，并且局部用红外线灯照射。每次留针时间为20分钟。

3.疗程：每周治疗1次，4周为1个疗程，共治疗2个疗程。

（七）耳穴治疗

耳穴压豆，选口、食道、胃、肝、脾、十二指肠、大肠、小肠为主穴，神门、交感、皮质下、三焦、肾上腺、内分泌为配穴。

（八）传统运动疗法

1.太极拳 最具有代表性的传统运动疗法，其动作缓和流畅，协调完整，讲究气沉丹田，心静体松，动作、呼吸及意念调整结合，经常练习有调理脏腑、疏通经络、补益气血等作用，对于现代社会的慢性病预防及治疗有重要作用。

2. 八段锦　古代流传下来的一种气功功法，其每一式的名称都与调理脏腑、预防疾病联系，动作柔和缓慢，过程连贯自然。经常练习八段锦可疏通经络、畅通气血、消积化瘀、减脂降压、强体增智。

3. 五禽戏　效仿虎之威猛、鹿之安舒、熊之沉稳、猿之灵巧、鸟之轻捷，力求达到"五禽"的神韵。注重意念引导，内气运行。可强筋健骨、畅通经脉、调整脏腑、防病治病，是我国一项运动养生之法。

4. 易筋经　一种传统引导功法，重视"气定神敛""气沉丹田"，要求呼吸匀细深长。长期练习可有效提高练习者的整体身体素质，有益于机体多个系统。

第六节　预防调护

儿童青少年代谢综合征的预防关键是防治肥胖。以生活方式干预，包括饮食调整和运动健康教育为主要手段，是一个长期持续的系统工程。首先，从儿童出生开始，临床医生应该向其父母及家庭做出足够的预防儿童发生肥胖的宣教。其次，肥胖儿童应每天保证最低不少于30分钟的适当强度的运动。再次，对于饮食，临床医生应该对肥胖儿童及其家庭给予以下建议：①限制儿童进食含糖量高的食物及饮料；②按照医生的推荐量进食足够的蔬菜及水果；③每天保证进食早餐；④按照医生推荐量进食恰当热量的食物；⑤将全天进食的热量按恰当比例分配于一日三餐中，尽量不要吃零食，不要多次进食；⑥家长尽量保证儿童在家中吃饭，限制其在外面的餐厅进餐；⑦医生要根据患儿的年龄及性别推荐足够热量的饮食方案以保证儿童正常生长发育；⑧2岁以下的儿童最好不要看电视；⑨儿童看电视时间每天限制在2小时以内。

一、饮食处方

参照2016年《中国居民膳食指南》对幼儿与学龄前儿童、学龄儿童和青少年提出的膳食建议：
- 认识食物，学习烹饪，提高营养科学素养；
- 三餐合理，规律进餐，培养健康饮食行为；
- 合理选择零食，足量饮水，不喝含糖饮料；
- 不偏食节食，不暴饮暴食，保持适宜体重增长；
- 保证每天至少活动60分钟，增加户外活动时间。在控制总能量摄入的同时，要保证蛋白质、维生素、矿物质的充足供应。

二、运动处方

制定个性化的运动处方，包括运动强度、运动项目、运动时间、运动频率以及运动中的注意事项，并在运动减肥过程中根据个体减肥效果和对运动减肥的反应进行适当调整。

（1）运动方式　根据现有研究成果发现，有氧运动的减肥效果要优于无氧运动，长时间中小强度有氧运动会使效果达到最佳。运动方式采用慢跑、游泳、快走、有氧健身操、乒乓球和自行车等中低强度有氧运动，消耗的脂肪更多，减肥效果更明显，也更安全。运动后进行适当的整理运动，可以使有氧运动持续的时间更长，减肥效果更好，同时促进机体疲劳的恢复。

（2）运动强度　采用心率储备来确定运动强度。心率储备，即最高心率减去安静心率。

$$靶心率 = 安静心率 + 心率储备（20\% \sim 40\%）。$$

开始运动时心率可控制在低限，随适应能力的提高，逐渐增加运动时间和频率，使心率达到高限。

（3）运动时间　运动时间和运动量均宜循序渐进、逐渐增加。坚持每天锻炼至少 30 分钟，最好达到每天 60 分钟的中等强度运动。

参考文献

[1] 儿童肥胖与代谢综合征．梁黎，傅君芬主编．北京：人民卫生出版社，2012.11.

[2] 内科学．葛均波，徐永健主编 .-8 版 .北京：人民卫生出版社，2013.

[3] 中华医学会儿科学分会内分泌遗传代谢学组，中华医学会儿科学分会心血管学组，中华医学会儿科学分会儿童保健学组，等．中国儿童青少年代谢综合征定义和防治建议 [J]．中华儿科杂志，2012，50（6）：420-422.

[4] 高晓余．肠道菌群介导的后发酵普洱茶改善饮食诱导的代谢综合征 [D]．吉林大学，2017.

[5] 陈净殊．中医传统运动处方治疗代谢综合征的临床观察 [D]．北京中医药大学，2017.

[6] 季菲．王文友老师学术思想与临床经验总结及从少阳论治代谢综合征的理论与临床研究 [D]．北京中医药大学，2017.

[7] 杨宇峰，陈红谨，石岩．代谢综合征中医病因病机理论框架结构研究 [J]．中华中医药杂志，2016，31（01）：259-261.

[8] 吴光炯．从脾胃论治代谢综合征的学术思想及经验总结 [D]．成都中医药大学，2016.

[9] 马军．儿童代谢综合征研究进展 [J]．中国儿童保健杂志，2013，21（05）：452-455.

[10] 黄淑芳，梁纪文．代谢综合征的中医治疗 [J]．中国临床医生，2010，38（06）：17-19.

[11] 肖延风，尹春燕．肥胖儿童及青少年代谢综合征的诊断和治疗 [J]．中国儿童保健杂志，2016，24（01）：1-3.

[12] 刘埼．有氧运动对肥胖儿童少年腰围身高比和代谢综合征危险因素的影响 [D]．上海体育学院，2015.

[13] 王雪．健脾化湿大法治疗代谢综合征的临床研究 [D]．山东中医药大学，2016.

第五章

儿童非酒精性脂肪肝

第一节　概述

非酒精性脂肪肝（NAFLD）是指排除酒精及其他明确的损肝因素所致的，以脂肪在肝细胞内过度沉积为主要特征的临床病理综合征，包括单纯性脂肪肝以及由其演变的脂肪性肝炎和肝硬化。

非酒精性脂肪肝的发生、发展涉及遗传、环境和生活方式等多种因素，是代谢综合征的组成部分，与肥胖、性别、高脂血症、胰岛素抵抗、糖尿病密切相关。儿童非酒精性脂肪肝是儿童肥胖常见的临床并发症，多存在血脂及糖代谢紊乱。

自1983年Moran报道第一例儿童NAFLD以来，儿童NAFLD临床问题逐渐受到关注。国内流行病调查显示，普通儿童非酒精性脂肪肝的发病率为2.6%～3.2%，肥胖儿童发病率为22.5%～65.9%，严重威胁儿童健康。

第二节　病因与发病机制

一、西医病因病理

（一）病因

NAFLD的病因目前尚不明确，危险因素包括肥胖、胰岛素抵抗、营养不良、药物、毒物、脂类代谢障碍等。学界认为饮食因素、宫内环境及基因多态性亦是儿童NAFLD发生发展的重要危险因素。

1. 肥胖

肥胖儿童长期的不良生活习惯、摄入过多、运动不足，导致摄入能量远远大于消耗能量，食物脂质摄入增加及脂代谢紊乱，导致NAFLD的发生。

2. 胰岛素抵抗

胰岛素抵抗是 NAFLD 发生发展的中心环节。研究表明，高脂血症引起胰岛素抵抗导致肝脏的脂肪沉积，在此基础上发生氧化应激及脂质过氧化损伤，肝氧化应激和自由基损害增强，导致 NAFLD 发生。

3. 代谢综合征

代谢综合征的中心环节是肥胖和胰岛素抵抗，所涉及的疾病状态包括 NAFLD、高尿酸血症、微量白蛋白尿血管内皮功能异常及多囊卵巢综合征等。研究表明，NAFLD 患病率随着代谢综合征诊断标准中诊断项目的增多呈上升趋势，对代谢综合征的积极干预可减少 NAFLD 的发病，减缓 NAFLD 的进程并改善预后。

4. 饮食因素

不健康的饮食习惯是儿童 NAFLD 发病的高危因素之一。快餐食品中含有大量脂肪、糖及盐，能量高而微量元素营养缺乏可能增加儿童 NAFLD 的风险。食物中的特殊成分，如果糖、胆固醇可能改变机体的代谢状态，从而导致肝细胞形态结构改变。

5. 宫内环境适应反应

研究发现，宫内环境的改变影响婴儿代谢，宫内环境差将导致适应反应，引起患儿表现遗传学改变。一旦出现适应反应，生后环境条件改变将导致宫内与宫外环境不匹配，从而引起儿童非酒精性脂肪肝炎（NASH）等风险上升。

6. 基因的多态性

研究表明，与胰岛素抵抗有关的基因（脂联素，抵抗素，瘦素，PPA R-γ）、影响脂肪酸代谢的基因（微粒体三酰甘油转运蛋白，编码胆固醇调节元件结合蛋白，apoB，脂肪酸代谢相关酶）、氧化应激相关基因（线粒体锰超氧化物歧化酶，铁超载和 HFE 基因突变）、影响 NAFLD 肝纤维化严重程度的基因（编码转化生长因子 TGF-β1，基质金属蛋白酶 MMP-3，PPAY-γ）及相关细胞因子的基因多态性都有可能与 NAFLD 有关。

（二）发病机制

1. "打击"学说

儿童 NAFLD 的发病机制目前尚未明确。"二次打击"学说，是目前最为广泛接受的学说。"二次打击"是指因线粒体功能失调、缺氧及内分泌失调引起的氧化应激、炎症介质、星状细胞活化等导致肝细胞损伤、炎症坏死及纤维化，形成 NAFLD。另有专家提出"三次打击"学说，即氧化应激引起的细胞死亡增加，成熟肝细胞复制减少，引起肝硬化及肝癌。

2. 脂肪因子

包括脂联素、瘦素、生长素，他们会诱导胰岛素抵抗及炎症反应的发生。

（1）脂联素　由脂肪细胞分泌的胰岛素敏感性脂肪因子，包括三聚体、六聚体及高分子低聚复合物。临床及实验研究表明，脂联素下降是 NAFLD 及肝脏功能损害的独立危险因素。

（2）瘦素　由脂肪组织合成和分泌，具有促进体内脂质分解，减少脂肪蓄积的作用。有报道指出，非酒精性脂肪肝中存在瘦素抵抗，这与瘦素通过血脑屏障障碍及瘦素下游信号传导障碍有关。

（3）生长素　是大鼠及人的胃中分离出的一种多肽，使生长激素促分泌素受体配体通过作用于丝氨酸/苏氨酸激酶 AMPK 和 PL3K 信号通路，缓解 NAFLD 诱导的肝损伤、氧化反应、炎症反应及凋亡。

3. 相关细胞因子

（1）肿瘤坏死因子-α　研究发现，肿瘤坏死因子-α（TNF-α）可能通过诱导氧化反应和降低胰岛素敏感性等方式导致肝细胞炎症性坏死。

（2）L-1β 和 β3 肾上腺素能受体　L-1β 是一种促炎因子，能损伤胰岛素受体物-1，诱导胰岛素抵抗。β3 肾上腺素能受体主要在脂肪组织中表达，调节脂质代谢和体温的产生。

（3）内脏素　直接与胰岛素受体结合并将其激活，在体内、外发挥类似胰岛素作用，并参与脂肪代谢及炎性反应。

二、中医病因病机

（一）古籍中对病因病机的认识

传统中医学医籍中并无"非酒精性脂肪肝"之名。《难经》有"肝之积，名曰肥气"之论，故也称之"肥气病"，是指体内肥脂之气过多地蓄积于肝脏。《素问·痹论》中"饮食自倍，肠胃乃伤"，吴鞠通"肝气之郁，痰瘀阻络"及《金匮翼·积聚统论》之"积聚之病，非独痰食气血，即风寒外感亦能成之"，揭示该病成因与情志、饮食、痰湿及瘀血有关。

（二）病因病机

在病因病机认识方面，主要有肝失疏泄、肝血瘀滞，脾失健运、湿邪内生、痰浊内蕴，以及肾精亏损、痰浊不化等，多因长期过食肥甘厚味，伤及脾胃，或久卧久坐，体丰痰盛，脾虚失运，湿痰内聚，或湿痰内蕴，肝失疏泄，气机不畅，痰浊郁结，气滞血瘀，痰瘀互结，络脉阻滞而致病。其病变部位在肝，涉及脾、胃、胆、肾。主要病理产物是痰、湿、瘀。其证属本虚标实，本虚者脾气虚弱，失于健运；标实者属湿热、痰浊、气滞、瘀血。

肝为五脏之一，引起肝病的主要病因是寒邪侵袭、郁怒伤肝、他脏及病、气滞血瘀，以及药物影响。肝胆气化失常是引起气郁、血瘀、痰饮病症的关键。肝胆气机郁滞也可聚湿成痰，聚水成饮，肾气亏虚，清浊不分。若肾阳不足，藏精与气化功能失调，不能蒸化津液为水气，水不涵木，肝失疏泄，脾失健运，血脂失于正常运化，积于血中为痰为瘀，形成高脂血症，瘀阻于肝则形成脂肪肝。

（1）饮食不节　小儿脾常不足，易为乳食所伤，则致脾失健运，湿热内生，壅遏中焦，熏灼肝胆；饮食不洁，湿热疫毒或秽浊之物从口而入，损伤脾胃，化热生毒，移聚肝胆。

（2）情志失调 小儿肝常有余，脾常不足，七情过激，尤其是郁怒伤肝，思虑气结伤脾，肝失疏泄，气机逆乱，血行不畅，血瘀内阻；肝气横逆，损伤脾胃运化，痰湿内生，滞留不去；或肝郁化火，灼津为痰，湿热痰浊留滞肝胆而成。

（3）劳逸失度 过度安闲，少动不劳，气血不畅，壅遏不行；脾胃失运，浊气郁积不化，结聚肝胆。"过逸则脾滞，脾气滞而少健运，则饮停湿聚矣"。

（4）瘀血内阻 外伤或久病，瘀血内停，瘀血阻于肝经，气机不畅，肥脂湿邪内蕴，与瘀血相搏，有形之邪阻于肝脏。

（5）肾气不足 小儿肾常不足，或久病肾虚，肾精亏损，阴阳失衡，肾之藏精、主水及气化功能失调，或水不涵木，肝失疏泄，或肾阳虚不温脾土，运化失常，皆致血脂失于正化，积于血中为瘀为痰。

（6）肝腑虚衰 小儿脏腑娇嫩，形气未充。不论外感风寒湿邪，抑或内伤饮食，都可损伤正气，引起脏腑功能失调。尤其是脾肾亏虚，脾虚水湿运化失司，水湿蓄积，气机不畅，痰、瘀、血诸物均可内停于肝而发病。

（7）病后失调 久病失治，或阴伤气弱，或湿热留恋不去，湿痰凝滞，或瘀血聚于肝体，均可致痰瘀积聚于肝而发本病。

第三节 临床表现与并发症

一、临床表现

儿童和青少年时期非酒精性脂肪肝一般起病隐匿，多数患儿无明显特异性症状和体征，绝大多数是在健康体检时发现丙氨酸氨基转移酶（ALT）升高或肝脏超声异常，少数患儿出现疲乏、右上腹不适以及睡眠呼吸暂停等非特异性表现。肥胖是儿童非酒精性脂肪肝的重要特征之一，大多数非酒精性脂肪肝患儿存在超重或肥胖，或近期出现体重和腰围增长过快的情况。

二、并发症

（1）糖尿病　是非酒精性脂肪肝的高危因素，非酒精性脂肪肝也可以是2型糖尿病的前期表现。患儿出现糖尿病，考虑主要与发生胰岛素抵抗有关。

（2）血管病　在代谢综合征患者中，存在非酒精性脂肪肝患者颈动脉内膜明显增厚，说明非酒精性脂肪肝加重了动脉粥样硬化的危险程度，同时增加了不良心血管事件的发生概率。

（3）慢性肾病　研究揭示慢性肾病与非酒精性脂肪肝之间的关系，发现脂肪肝患儿中慢性肾病的发病概率明显高于非酒精性脂肪肝的患者。肾素-血管紧张素系统在NAFLD与慢性肾病也有关联。

（4）阻塞性睡眠呼吸暂停综合征　研究表明阻塞性睡眠呼吸暂停综合征是胰岛素抵抗的危险因素之一，治疗后可降低体内肝酶水平，脂肪肝会增加该病风险。

第四节　西医诊断

一、西医诊断

2010年中华医学会肝脏病学分会脂肪肝和酒精性肝病学组修订的《非酒精性脂肪性肝病诊疗指南》规定了NAFLD的临床诊断标准，明确NAFLD诊断需符合以下3项：①无饮酒史或饮酒折合乙醇量男性＜140克/周，女性＜70克/周；②除外病毒性肝炎、药物性肝病、全胃肠外营养、肝豆状核变性、自身免疫性肝病等可导致脂肪肝的特定疾病；③肝活检组织学改变符合脂肪性肝病的病理学诊断标准。

（一）实验室检查

（1）肝功能　丙氨酸氨基转移酶（ALT）的高低可以反映肝细胞损害的程度。同时，门冬氨酸氨基转移酶（AST）与丙氨酸氨基转移酶比值（AST/ALT）的变化也可反映病情的变化。通常在NAFLD初期，ALT和AST水平轻度增高，随着病情进展，最高可达正常上限的6倍。

（2）脂质代谢　主要表现为血清甘油三酯（TG）增高、血清游离脂肪酸（FFA）增多、血清极低密度脂蛋白（VLDL）减少、血清低密度脂蛋白（LDL）增高等情况。肥胖儿童可有空腹胰岛素水平升高，合并糖代谢紊乱。

（二）影像学诊断

（1）超声诊断　最常用的影像学检查方法。儿童DAFLD的超声结果具备以下3项中的2项可诊断为"弥漫性脂肪肝"：

①即肝脏近场回声弥漫性增强（"明亮肝"），回声强于肾脏；

②肝内管道结构显示不清；③肝脏远场回声逐渐衰减。

（2）CT诊断　可以评估肝/脾比值，该值与病理学水平的脂肪变性的程度密切相关。肝/脾CT值之比，介于0.7~1者为轻度；介于0.5~0.7（包括0.7）者为中度；0.5及以下者为重度脂肪肝。

（3）磁共振成像　精确、无创、可重复的多种MRI技术，尤其是IDEAL-IQ及MRS可提供更多的临床价值，且可广泛应用于评估肝脏脂质含量。

（三）病理学诊断

肝穿刺活检进行组织病理学的检测是诊断 NAFLD 的"金标准"，但此方法是有创检查，具有一定并发症风险，在儿童 NAFLD 的诊断中较难常规展开。

二、鉴别诊断

（1）病毒性肝炎　是由多种肝炎病毒引起的、以肝脏病变为主的一种传染病。临床上以食欲减退、恶心、上腹部不适、肝区痛、乏力为主要表现。部分病人可有黄疸、发热和肝大，伴有肝功能损害。

（2）乳糜泻　又称麦胶性肠病、非热带性脂肪泻，在北美、北欧、澳大利亚发病率较高，国内很少见。常见症状有腹泻、腹痛、腹胀、恶心、呕吐、体重减轻、倦怠、消瘦、乏力等。

（3）肝豆状核变性　又称"威尔逊病"，常染色体隐性遗传的铜代谢障碍疾病。由 Wilson 首先报道和描述，是一种遗传性铜代谢障碍所致的肝硬化和以基底节为主的脑部变性疾病。临床上表现为进行性加重的椎体外系统症状、肝硬化、精神症状、肾功能损害及角膜色素环。

第五节　治疗

一、西医治疗与研究进展

NAFLD 的首要治疗目标为改善胰岛素抵抗和控制代谢紊乱，逆转脂肪变为其次要目标。

1. 生活方式干预

培养健康的饮食习惯，避免高脂肪、高热量、高糖食物摄入的同时保证充足的蛋白质供应；提倡低强度的有氧运动，每次至少持续半个小时，至少 2～3 次/周，心率增加不超过个体基础心率的 50%～60%，每周体重下降不宜超过 0.5kg。

2. 药物治疗

（1）维生素 E　作为抗氧化剂，维生素 E 可增强机体抗氧化保护机制，对减轻肝脏炎症反应、缓解病情具有积极意义。

（2）二甲双胍　因 NAFLD 是胰岛素抵抗在肝脏的表现，二甲双胍可改善胰岛素抵抗而广泛应用于 NAFLD 治疗中，但在儿童 NAFLD 中的疗效及安全性尚待验证。

（3）其他药物　一些具有生理活性、细胞保护作用和解毒清热利湿作用的药物，如还原型谷胱甘肽、思美泰（丁二磺酸腺苷蛋氨酸）、熊去氧胆酸、葫芦素等也可用于转氨酶升高的肥胖儿童青少年 NAFLD。

3. 手术治疗

由于重度肥胖儿童伴进展性 NAFLD 尚缺乏有效的治疗方法，有学者考虑将重度 NAFLD 纳入青少年减肥手术的适应证。针对儿童而言，组织学上对重度 NASH 尚无明确定义，手术治疗对儿童正常生长发育的影响等目前尚不清楚，青少年减肥手术仍处在探索阶段，需谨慎待之。

二、中医辨证治疗与研究进展

（一）传统中医辨证论治

1. 肝郁脾虚证

胁肋胀痛，心情抑郁不舒，乏力，纳呆，脘腹痞闷，便溏，舌不红，苔薄，脉弦或沉细。

证机概要：肝气郁结，脾失健运。

治法：疏肝理气，健脾和胃，佐以化痰和络。

代表方：柴胡疏肝散加减。本方疏肝理气、健脾和胃，可用于肝气郁结、脾失健运导致的胁肋胀痛。

常用药：柴胡、香附疏肝解郁，行气止痛；陈皮、枳壳行气疏肝；白芍养血柔肝；川芎行气活血，开郁止痛。

若肝区胀痛不舒，加川楝子、广郁金、厚朴、白芍；大便溏薄，加炒薏苡仁、炒麦芽、淮山药、焦山楂、乌梅、枳壳；咳痰、脘腹胀满，加莱菔子、大腹皮、苦杏仁、陈皮。

2.肝郁气滞证

胁肋胀痛，脘痞腹胀，恶心嗳气，食欲不振，烦躁易怒，时时太息，舌瘀暗，脉弦。

证机概要：肝郁血虚气滞

治法：疏肝解郁，理气和胃。

代表方：逍遥散加味。本方疏肝解郁、养血健脾，可用于肝郁气滞所致的胁肋胀痛、善太息。

常用药：柴胡疏肝解郁，条畅肝气；当归、白芍养血柔肝；白术、茯苓健脾益气。

若肝区隐痛，加枳实、郁金、延胡索；恶心呕吐，加姜竹茹、生姜；肝功能异常，加茵陈、金钱草、虎杖、垂盆草、平地木；胃纳差加神曲、薏苡仁、炒麦芽。

3.湿邪困脾证

脘闷腹胀，胁肋疼痛，头重身困，恶心呕吐，食欲不振，或身俱黄，黄色晦暗，口淡不欲饮，大便稀溏，舌苔白腻，脉弦滑或濡缓。

证机概要：湿邪困脾，脾失健运。

治法：健脾燥湿。

代表方：参苓白术散加减。本方健脾燥湿，用于治疗湿邪困脾所致脘腹胀满、胁肋疼痛。

常用药：人参、白术、茯苓健脾祛湿；山药、莲子肉补气健脾；白扁豆、薏苡仁健脾祛湿；砂仁芳香醒脾，理气和胃。

若脘腹胀满,加大腹皮、莱菔子、厚朴;消化不良、大便溏薄,加神曲、焦山楂、鸡内金。

4.肝郁血瘀证

胁肋刺痛,痛有定处,肝脾肿大,蜘蛛痣,肝掌,面色晦暗,肌肤甲错,舌质暗或有瘀斑、瘀点,脉弦涩或涩。

证机概要:肝气郁结,血瘀气滞。

治法:疏肝通络,活血化瘀。

代表方:丹参饮加减。本方活血行气止痛,用于治疗血瘀气滞所致的胁肋刺痛。

常用药:丹参活血止痛;檀香、砂仁行气止痛。

若胸胁胀闷甚者,加郁金,丹参剂量加大;脘腹胀甚伴恶心呕吐者,加姜竹茹、枳壳、广木香、陈皮、旋覆花、紫苏梗;苔腻者加苍术、石菖蒲、佩兰。

5.肝肾阴虚证

胁肋隐痛,腰膝酸软,口干咽燥,手足心热,低热,头昏目眩,两目干涩,失眠多梦,舌红,苔少或无,脉弦细数。

证机概要:肝肾不足,阴精亏虚。

治法:补益肝肾,和血活络。

代表方:一贯煎加减。本方滋阴疏肝,用于治疗肝肾阴虚、肝气郁滞所致的胁肋隐痛、腰膝酸软。

常用药:熟地黄滋阴养血;当归、枸杞子滋阴补血柔肝;沙参、麦冬滋养肺胃之阴;川楝子清肝泻火。

若口苦口燥、口舌生疮者,加黄连、连翘、黄芩;大便秘结者,加大黄、生地黄、玄参;舌红、胃脘灼热、消谷善饥者,加知母、赤芍、牡丹皮、蒲公英;血脂高者,加大泽泻与决明子用量,并加制何首乌、薏苡仁、苍术、车前子;两胁隐痛甚者,加柴胡、广郁金、川楝子、当归、延胡索。

6. 脾肾阳虚证

畏寒肢冷、腰膝酸软、食欲不振、倦怠乏力、腹胀便溏，面色少华或晦暗，腰膝、少腹冷痛，完谷不化或五更泄泻，小便清长，尿频，舌胖质淡，苔白，脉沉细或沉迟。

证机概要：脾肾不足，阳虚水泛。

治法：温肾健脾祛湿。

代表方：附子理中丸加减。本方温阳驱寒、补肾健脾，用于治疗脾肾阳虚所致的畏寒肢冷、腰膝酸软、腹胀便溏。

常用药：制附子温阳补肾；干姜温脾暖胃；人参益气健脾；白术燥湿运脾。

若畏寒明显者，加炮姜、肉桂等；泄泻者，加肉豆蔻、吴茱萸、补骨脂等；腹胀者，加山楂、神曲、槟榔等。

7. 肝胆湿热证

胁肋胀痛或灼热疼痛，口苦口黏，胸闷纳呆，恶心呕吐，小便赤黄，大便不爽，或兼有身热恶寒，身目发黄，舌红，苔黄腻，脉弦滑数。

证机概要：湿热内阻，肝失疏泄。

治法：清热利湿。

代表方：龙胆泻肝汤加减。本方清肝泻火、清利湿热，用于治疗肝经湿热所致的胁肋胀痛、身目发黄。

常用药：龙胆草清热祛湿；黄芩、栀子清热泻火；车前子、泽泻、木通清热渗湿；生地黄、当归滋阴养血；柴胡疏达肝气。

若兼见发热、黄疸者，加茵陈、黄柏；肠胃积热、大便不通、腹胀腹满者，加大黄、芒硝。

（二）现代医家治疗经验

1. 疏肝健脾，清热利湿

"非酒精性脂肪肝"是现代病名，古代医籍中并没有该名称。中医根据其临床表现，将其归为"肝癖""胁痛""积证""湿阻""肝痹"等病症范畴,认为该病主要与肝、脾有关。叶天士认为"补脾必以疏肝,疏肝即所以补脾也"。《临证指南医案》有"而但湿从内生者,必其人膏粱酒醴过度"之阐述,认识到本病与湿热有关。病机强调肝郁脾虚为发病之本,湿热内蕴为致病之标。

2. 益肾补精,从虚论治

本病病因多为饮食不节、起居无常、劳逸失度、情志失调、久病体虚、禀赋不足,引起肝失疏泄,脾失健运,湿邪内生,痰湿内蕴,肾精亏虚,而致肝、脾、肾三脏功能失调,元气虚为发病之根。中医认为,元气禀于先天,藏于肾中,又赖后天精气所养,是维持人体生命活动的基本物质与原动力。所谓"邪之所凑,其气必虚"。因此,应以补肾、充元气为主,以达到治疗及预防非酒精性脂肪肝的目的。

3. 灵活驱邪,顾护正气

"痰湿""血瘀"是导致非酒精性脂肪肝的重要致病因素。其发生、发展与"痰湿""瘀浊"密切相关。二者相互交结,痰湿阻络,血瘀乃成,血瘀不化,痰浊更盛,则致肝失疏泄、脾失健运。因此"痰""瘀"的发生、发展及预后既是病理因素,也是致病原因,此为"实"。而正气亏损尤其是脾气虚弱在本病发展中占重要地位,脾气虚,水湿不运,痰浊易生,此为"虚"。因此,活血化瘀、化痰祛湿,既能驱邪外出,又可顾护正气。

(三) 经典方药

1. 疏肝理气——柴胡疏肝散

出处:《证治准绳》。

主治:肝郁气滞证。胁肋疼痛,胸闷善太息,情志抑郁,或易怒,或嗳气,脘腹胀满,脉弦。

功用:疏肝行气,活血止痛。

证治机理:肝主疏泄,喜条达而恶抑郁,其经脉布胁肋,循少腹。若情志不遂,木失条达,则致肝气郁结,故见胁肋疼痛,甚则胸脘腹部胀闷；疏泄失职，则情志抑郁；久郁不解，肝失柔顺舒畅之性，则急躁易怒；肝气横逆犯胃，则见嗳气；脉弦者，亦为肝郁不舒之症。遵"木郁达之"之旨，治当疏肝解郁、行气止痛。

方解：方中柴胡苦辛微寒，归肝、胆经，功擅条达肝气而疏郁结，为君药。香附微苦、辛、平，入肝经，长于疏肝行气止痛；川芎味辛，气温，入肝、胆经，能行气活血、开郁止痛。二药共助柴胡疏肝解郁，且有行气止痛之效，同为臣药。陈皮理气行滞而和胃，醋炒以入肝行气；枳壳行气止痛以疏理肝脾；白芍养血柔肝，缓急止痛，与柴胡相伍，养肝之体，利肝之用，且防诸辛香之品耗伤气血，俱为佐药。甘草调和药性，与白芍相合，则增缓急止痛之功，为佐使药。诸药共奏疏肝解郁、行气止痛之功。本方以四逆散易枳实为枳壳，加川芎、香附、陈皮而成，其疏肝理气作用较强。

2. 健脾除湿——参苓白术散

出处：《太平惠民和剂局方》。

主治：脾虚夹湿证。气短乏力，胸脘痞闷，饮食不化，肠鸣泄泻，面色萎黄，舌质淡，苔白腻，脉虚缓。

功用：益气健脾，渗湿止泻。

证治机理：本证乃由脾胃虚弱，运化失司，湿浊内停所致。脾胃为后天之本，气血生化之源，主肌肉、四肢百骸。脾气既虚，则气血生化不足，而见气短乏力、面色萎黄、舌质淡、脉虚缓；脾虚失运，湿浊内停，则饮食不化、肠鸣泄泻；湿阻气机而胸脘痞闷。治宜益气健脾、渗湿止泻。

方解：方中以人参补益脾胃之气，白术、茯苓健脾渗湿，共为君药。山药补脾益肺，莲子肉健脾涩肠，白扁豆健脾化湿，薏苡仁健脾渗湿，均可资健脾止泻之力，共为臣药。佐以砂仁芳香醒脾、行气和胃、化湿止泻。桔梗宣利肺气，一者配砂仁调畅气机，治胸脘痞闷；二者开提肺气，以通调水道；三者以其为舟楫之药，载药上行，使全方兼有脾肺双补之功，亦为佐药。炙甘草、大枣补脾和中，调和诸药，而为佐使。诸药相合，益气健脾，渗湿止泻。

3. 补益肝肾——一贯煎

出处：《续名医类案》。

主治：肝肾阴虚、肝气郁滞证。胸脘胁痛，吞酸吐苦，咽干口燥，舌红少津，脉细弱或虚弦。

功用：滋阴疏肝。

证治机理：本证是由肝肾阴虚、肝气郁滞所致。肝体阴而用阳，喜条达而恶抑郁，其经脉挟胃布于胸胁。阴血不足，不能濡养肝脉，又兼肝气不舒，气滞不通，故胸脘胁痛；肝气犯胃，则吞酸吐苦；阴虚液耗，津不上承，且有虚火，故咽干口燥、舌红少津；肝气不舒，则肝之经脉郁滞，久则结为疝气瘕聚。治疗之法，必大力滋养肝肾阴血，兼以条达肝气，以标本兼顾。

方解：方中重用生地黄为君药，滋养肝阴，涵养肝木。臣以枸杞子滋养肝肾；当归补血养肝，且补中有行；沙参、麦冬滋养肺胃之阴，养肺阴以"清金制木"，养胃阴以"培土荣木"。少佐一味辛凉之川楝子疏肝泄热，理气止痛，顺其条达之性，而无劫阴之弊。诸药合用，则肝阴得补，肝气得舒，则诸症自愈。

（四）中医临床治疗经验

1. 姜树民教授对非酒精性脂肪肝的研究

姜教授认为，饮食不节是本病最主要的病因，嗜食肥甘膏粱厚腻，或暴饮暴食，以至湿热内生，湿邪困脾，脾失健运，痰浊内生，痰瘀互结，而成本病。此外，亦与久坐少动、过于安逸的生活方式有关。痰、湿是本病的主要病理产物。病位在肝，与脾胃关系密切，脾胃运化失职是本病病机关键。多属本虚标实之证，健脾是治疗根本。将本病分为湿热中阻、肝郁脾虚、痰瘀互结、肝肾亏虚四型，分别采用清热祛湿、疏肝解郁、活血化瘀、补益肝肾等法，常用茵陈蒿汤、柴胡疏肝散、二陈汤等方剂。此外，姜教授注重预防单纯性脂肪肝向肝硬化转化，治疗上常用鳖甲、龟板、牡蛎等软坚散结之品。

2. 施军平教授对非酒精性脂肪肝的研究

施教授认为，本病主要是由于过食肥甘厚腻食物，食而不运，脂膏留积于肝，从而导致肝脏功能失调、疏泄不利引起的一系列病症，而气血湿痰瘀滞肝经是主要病机特点。

（1）注重祛除诱因　积极控制原发基础疾病，如肥胖、2型糖尿病、高脂血症、病毒性肝炎。

（2）辨证与辨病相结合，治疗方案个体化　施教授认为本病当分为七型，包括痰瘀互结、痰湿内阻、肝郁脾虚、肝郁气滞、湿热内蕴、气滞血瘀、肝肾阴虚。治法为健脾化痰、活血化瘀、理气和中、疏肝健脾、清热利湿等。经典方剂有柴胡疏肝散、茵陈蒿汤、逍遥散、平胃散、二陈汤、一贯煎和六味地黄丸等。

（3）强调整体观念，发挥中医优势　NAFLD常与高血压、冠心病、糖尿病、向心型肥胖、高脂血症和代谢综合征等疾病合并存在，因此，临证时不能仅仅看到"病肝"，而应看到"病人"。在现阶段，对中医药防治NAFLD的研究应注重于抗炎、抗纤维化以及改善伴随疾病、提高生活质量等方面，发挥中医药的优势。

（4）客观评价中药疗效，警惕不良反应　中药的重要优点之一是不良反应小，但研究证实长期大量服用中药，特别是中药复方，也会导致肝肾功能损害。要警惕中药的不良反应，加强监测，切忌对患者进行"中药无毒"的误导。

（五）饮食疗法

1. 药食同源类

山楂、决明子、丹参、川芎、大黄、黄精、海带、枸杞子、燕麦、薏苡仁、杭菊花等中药有降血脂、保护肝脏、抗肝细胞纤维化的作用，适合作为药膳进行饮食调理。其成分天然，副作用小，效果较好，体现了中医"药食同源"的说法。

2. 食物类

香菇、木耳、芹菜、绿豆芽、番茄、黄瓜等食物具有降脂保肝的作用，适用于高脂血症性 NAFLD。

3. 茶饮类

玉米须煎剂可以促进脂肪在肝脏中的氧化作用，从而降低脂肪在肝脏中的含量；绿茶中的茶多酚具有多种对抗肝脂肪变性的生物活性，包括能够减少脂肪和碳水化合物的吸收，降低脂肪生成和脂肪降解，增加 β 氧化和能量产生，并提高胰岛素敏感性，同时还有抗氧化、抗炎的作用；当归芦荟茶、菊杞乌龙茶有降血脂、预防脂肪肝、提高免疫力的功效，适合 NAFLD 患儿日常饮用。

4. 药膳类

中医食疗中的经典药膳是适合非酒精性脂肪肝患儿使用的，比如何首乌粥、枸杞赤豆汤、金钱草炖鱼、山茶燕麦粥、赤小豆鲤鱼汤、脊骨海带汤、丹参陈皮膏、红花山楂饮等。这些药膳取材便利，做法简单，经济实惠，不仅丰富了患儿日常饮食，还能防病治病，是很值得推广的。

（六）单味中药的研究

1. 柴胡

其性微寒，味辛、苦，归肝、胆二经。能解表退热、疏肝解郁、升举阳气。可驱少阳半表半里之邪，主升肝胆之气，是治疗少阳证之要药。柴胡善调肝气，对肝气郁滞所致之症具有良好的疗效。现代药理学研究指出，柴胡具有抗惊厥、抗癫痫、解热、镇静、抗炎、降压、抑制病毒、抗病原体、抗肿瘤、影响机体内物质的代谢、调节免疫系统等作用。其有效成分柴胡皂苷，可以促进肝细胞 DNA 合成，抑制细胞外基质的合成，同时能使 AST、ALT 迅速降低，减轻肝细胞损伤，促进肝功能恢复正常。此外，柴胡皂苷还能降低血清中总胆固醇、甘油三酯及低密度脂蛋白的含量。

2.泽泻

味甘，性寒，归肾、膀胱经。《本草纲目》云："泽泻气平，味甘而淡，淡能渗泄，气味俱薄，所以利水而泻下……渗湿热，行痰饮……"具有除水湿、消痰浊之功效。现代药理研究表明，泽泻在利尿、降血脂、降血糖、降血压、抗脂肪肝等方面有着良好的作用。此功用和泽泻能降低 TC、TG 水平、清除肝内堆积的 TG、减少游离脂肪酸对肝细胞毒性作用，同时降低 MDA 含量，并能调节和改善自由基代谢平衡，增强抗氧化能力等多种作用有关。有研究表示，泽泻治疗此病的主要有效成分以胆碱、卵磷脂、不饱和脂肪酸为主。

（七）单方验方

（1）四生降脂疏肝汤　生黄芪 20～40 克，生荷叶、生山楂、生薏苡仁各 15 克，焦神曲 20 克，茯苓 12 克，决明子、陈皮、法半夏、玫瑰花、代代花各 10 克。本方健脾益气，疏肝解郁。脾为后天之本，脾虚则化生乏源，运化失司，湿痰内生，治疗当扶助脾气，以化湿浊，脾气健旺，水湿得运，肝气自调，气血自通，痰浊得散，正所谓瘀血去，新血生，诸症皆消。

（2）降脂化瘀汤　玉米须、茯苓、牡丹皮、炒麦芽各 30 克，何首乌、生山楂、白术、当归、赤芍各 15 克，柴胡、黄芩、牡丹皮、陈皮、青皮、炙甘草各 10 克。水煎服，日 1 剂，20 日为 1 个疗程。

（3）涤痰化瘀方　丹参 15～18 克，水蛭 3～6 克，姜半夏 10～12 克，草决明 15～18 克，生山楂 15～18 克，神曲 15～30 克。水煎服，日 1 剂，早晚温服。

（4）保肝降脂汤　柴胡 10 克，白芍 10 克，枳实 10 克，清半夏 15 克，陈皮 15 克，茯苓 10 克，荷叶 15 克，炙甘草 6 克，丹参 10 克，泽兰 15 克，山楂 20 克。水煎服，日 1 剂，早晚温服。

(八)中成药

把中药制成丸、散、片剂,服用方便,疗效持久,便于患儿长期服药。

(1)肝胆灵　主要成分为金钱草、青皮、茯苓、半夏、泽泻、大黄、三七粉、姜黄、山楂等。每日6克,分3次口服。

(2)益肾降脂片　成分为制何首乌、桑寄生、制黄精、泽泻、山楂、僵蚕、丹参。每片0.35克,每次6~8片,每日3次口服。

(3)脂肝乐胶囊　主治痰湿瘀阻型非酒精性脂肪肝。药用泽泻、山楂、草决明各15份,生黄芪、赤芍各10份,郁金8份,人工牛黄0.1份、青黛、石矾各0.5份,柴胡5份,制成胶囊,每粒0.46克,相当于生药3.75克。每次3粒,每日3次口服。

(4)胆宁片　主治肝气郁滞、湿热内蕴型非酒精性脂肪肝。主要成分有大黄、虎杖、陈皮、郁金、山楂、白茅根。每次5片,每日3次口服。

(九)外治法

1. 电针疗法

(1)疏肝利胆、清热利湿、健脾和胃、活血化瘀　肝俞属足太阳膀胱经,为肝的背俞穴,该穴内应肝脏,为肝气在背部输注、转输之处,是治疗肝病的要穴。日月为人体足少阳胆经上的要穴,能养肝补脾、疏肝利胆。期门属肝经,肝之募穴,能健脾疏肝、理气活血。脾俞能健脾利湿。内关能理气行滞。足三里能够调理阴阳,具有健脾化湿和疏肝解郁的功效。丰隆、气海、血海能理气活血行滞。

(2)疏肝理气、行气止痛、健脾利湿　太冲为肝经原穴,可疏肝理气。针刺丰隆既可化有形之痰,又可化无形之痰,调理脾胃,促进运化,豁其痰浊,以杜绝生痰之源。足三里可调理脾胃,配合三阴交，可泻阳明、太阴之湿，扶助脾胃运化输布。肝俞与脾俞具有疏肝理气、行气止痛、健脾利湿等功效，散发肝脏之热。

2. 刺络放血法

适用于肝郁脾虚、痰瘀互结型，取足三里、丰隆、阴陵泉、阳陵泉、委阳、曲泉。

3. 穴位埋线法

此法是在古代针灸的基础上研发出的一种穴位刺激疗法，它将针刺、埋针、刺血等多种疗法结合，发挥多重效应，具有刺激性强，疗效持久，且无明显不良反应的优点。治疗儿童 NAFLD 一般采用的穴位有膈俞、肝俞、中脘、气海、足三里、阳陵泉、丰隆等。

4. 腹部推拿法

平补平泻，中脘疏理中焦气机，祛胃腑之痰湿；关元补元阳，助气化；水分消肿利水；天枢疏调脏腑，理气消滞。每日1次，每次20～30分钟，30天为1个疗程。

第六节　预防调护

推荐每年对 NAFLD 儿童至少进行一次随访，检测疾病进展并提供相应治疗措施；对于超重儿童，应更频繁地随访并提供体重管理方案。除对青少年进行标准的咨询教育外，还应对他们进行过量饮酒与肝纤维化进展的潜在联系这一方面的教育。NAFLD 儿童在使用肝毒性药物之前，应检测其肝酶的基线水平。

参考文献

[1] 刘灿雪，李静. 非酒精性脂肪肝的研究现状 [J]. 锦州医科大学学报，2018，39（01）：108-112.

[2] 胡颖，周莹，何继新，等. 血清 25-羟维生素 D_3 和 IL-17 水平变化在肥

胖儿童非酒精性脂肪肝病进展中的作用[J].中国卫生检验杂志,2018,28(03):323-325.

[3] 张声生,李军祥.非酒精性脂肪性肝病中医诊疗专家共识意见(2017)[J].中医杂志,2017,58(19):1706-1710.

[4] 刘倩,陈虹,朱庆龄,等.学龄期儿童肥胖相关性脂肪肝及血脂代谢异常对照研究[J].中国儿童保健杂志,2014,22(08):788-790+794.

[5] 全晓红,李秀丽,叶冬梅,等.非酒精性脂肪肝患者血清抵抗素与胰岛素抵抗关系研究[J].中华实用诊断与治疗杂志,2015,29(04):372-374.

[6] 吕霞霞,孙建光.代谢综合征与非酒精性脂肪肝的相关性分析[J].现代预防医学,2015,42(22):4218-4220.

[7] Mager DR, Patterson C, So S, et al. Dietary and physical activity patterns in children with fatty liver[J]. Eur J Clin Nutr, 2010, 64(6): 628-635.

[8] Fowden AL, Giussani DA, Forhead AJ. Intrauterine programming of physiological systems: causes and consequences[J]. Physiology (Bethesda), 2006, 21: 29-37.

[9] 李庆群,吴万春.非酒精性脂肪肝基因多态性研究进展[J].国际消化病杂志,2011,31(03):125-127+147.

[10] 刘燕妮,张知新.儿童非酒精性脂肪肝发病机制研究进展[J].中日友好医院学报,2015,29(04):257-259.

[11] 张征波,孙晓琦,钱斐,等.脂联素在非酒精性脂肪肝中的作用及机制[J].世界华人消化杂志,2011,19(19):2036-2042.

[12] 杨文娟,黄志寅,唐承薇,等.脂联素、瘦素和肿瘤坏死因子-α与酒精性脂肪肝严重程度的相关性[J].内科理论与实践,2017,12(04):262-268.

[13] 朱世殊,王丽旻.儿童非酒精性脂肪性肝病的诊治[J].中国实用儿科杂志,2015,30(05):336-339.

[14] 黄鑫禹,张秋瓒.《2016年北美儿童胃肠病肝病营养学会临床实践指南:儿童脂肪性肝病的诊断治疗》摘译[J].临床肝胆病杂志,2017,33(04):638-642.

[15] 朱伟芬,梁黎.肥胖儿童青少年非酒精性脂肪肝病诊断与治疗[J].中国

实用儿科杂志，2013，28（01）：1-4.

[16] 郭春朴.肝脾 CT 值分析在非酒精性脂肪肝诊断中的应用 [J].医学与哲学（临床决策论坛版），2011，32（07）：38-39+46.

[17] 张天怡，刘鹏飞.磁共振成像诊断非酒精性脂肪肝的研究进展 [J].医学综述，2017，23（21）：4331-4336.

[18] 王立琼，金向群，赵红琳，等.饮食运动疗法对儿童非酒精性脂肪肝的治疗效果 [J].热带医学杂志，2015，15（03）：342-344+350.

[19] 洪学智.泽泻治疗非酒精性脂肪肝病药效及作用机理研究 [D].浙江大学，2006.

[20] 刘昕.祛脂方对儿童非酒精性脂肪肝的临床疗效观察 [J].湖北中医杂志，2011，33（05）：42-43.

[21] 吴芳.健脾化痰方对儿童非酒精性脂肪肝病的干预作用 [J].中国中药杂志，2012，37（16）：2465-2468.

[22] 李桂芝，刘素萍.维生素 E 治疗儿童非酒精性脂肪肝 [J].国外医学（内科学分册），2001（08）：365-366.

[23] 陈朔晖，梁黎，王春林.调整生活方式对肥胖儿童非酒精性脂肪肝的干预作用 [J].浙江预防医学，2007（09）：39-40.

[24] 陈丽如.青年非酒精性脂肪性肝病的临床回顾性研究及柴芍汤对大鼠脂肪肝的作用机制研究 [D].北京中医药大学，2017.

[25] 穆杰.疏肝法对痰郁互结型非酒精性脂肪肝的治疗效应与作用机制研究 [D].北京中医药大学，2017.

[26] 俞芹.谢兆丰学术思想与临床经验总结及加味散积消脂汤对 NAFLD 的临床研究 [D].南京中医药大学，2015.

[27] 吴丽，张峰，郑仕中，等.中医药治疗非酒精性脂肪肝的研究进展 [J].中成药，2015，37（05）：1072-1075.

[28] 李丹，江涛，范华倩，等.柴胡疏肝散对非酒精性脂肪肝大鼠脂质代谢及肝功能的影响 [J].中药药理与临床，2013，29（03）：8-12.

[29] 关桥伟，姜慧玲，盘强文.非酒精性脂肪肝发生发展的分子机制及治疗

方法的研究进展 [J]. 西南军医, 2016, 18（05）: 467-470.

[30] 周显华, 张传涛, 郑政隆, 等. 加味楂曲饮治疗非酒精性脂肪肝的临床疗效及机制研究 [J]. 中国实验方剂学杂志, 2013, 19（05）: 285-288.

[31] 韩莉, 赵文霞. 单味中药对非酒精性脂肪肝作用的实验研究进展 [J]. 中国中医药现代远程教育, 2016, 14（04）: 139-140.

[32] 杨书山, 郭洋, 李彤, 等. 化滞柔肝颗粒治疗湿热蕴结型非酒精性脂肪肝 [J]. 中国实验方剂学杂志, 2015, 21（24）: 157-160.

[33] 马菁蔓, 王景泉. 从虚论治非酒精性脂肪肝 [J]. 长春中医药大学学报, 2014, 30（05）: 850-852.

[34] 高鹰, 周颖. 胆宁片联合多烯磷脂酰胆碱胶囊治疗非酒精性脂肪肝的疗效观察 [J]. 现代药物与临床, 2017, 32（03）: 464-467.

[35] 王宁, 谭奇纹. 电针夹脊穴为主治疗非酒精性脂肪肝 30 例 [J]. 中国针灸, 2013, 33（08）: 717-718.

[36] 陈晓琳, 唐成林, 谢辉, 等. 电针对非酒精性脂肪肝大鼠脂代谢和炎症因子的干预效应 [J]. 重庆医科大学学报, 2014, 39（08）: 1119-1123.

[37] 夏棣其, 刘淑娟, 杨钦河. 电针丰隆及足三里穴对非酒精性脂肪性肝炎大鼠的干预效应 [J]. 中国组织工程研究与临床康复, 2007（47）: 9483-9486.

[38] 龚秀杭. 穴位埋线治疗非酒精性脂肪肝的临床研究 [J]. 实用医学杂志, 2012, 28（11）: 1902-1904.

[39] 龚秀杭, 陈芝芸, 严茂祥. 穴位埋线治疗大鼠非酒精性脂肪肝的实验研究 [J]. 中华中医药学刊, 2011, 29（03）: 543-544.

[40] 何为, 王雄杰. 针药联合治疗对非酒精性脂肪肝及胰岛素抵抗的效果 [J]. 中国中西医结合消化杂志, 2014, 22（06）: 310-312+315.

[41] 李玥, 刘新燕, 方金, 等. 刺络泻血治疗肝郁脾虚痰瘀互结型非酒精性脂肪性肝病的临床研究 [J]. 中华中医药杂志, 2016, 31（11）: 4871-4875.

[42] 陈建权, 王倩, 刘建平, 等. 腹部推拿治疗非酒精性脂肪肝疗效分析 [J]. 四川中医, 2014, 32（06）: 162-163.

第六章
多囊卵巢综合征

第一节 概述

多囊卵巢综合征（polycystic ovary syndrome，PCOS）是一种常见的妇科内分泌疾病，其病因复杂，具有高度遗传异质性和表型多样性。多囊卵巢综合征的主要特点包括月经异常、雄激素水平增高、卵巢超声显示多囊改变，并可出现胰岛素抵抗、肥胖、糖尿病、代谢综合征和不孕。

多囊卵巢综合征的发病机制十分复杂。近年来，随着研究的不断深入，许多学者发现多囊卵巢综合征的发病可追溯到青春期，多数在初潮后起病。他们认为，育龄期的多囊卵巢综合征是青春期多囊卵巢综合征的延续，若病情持续加重，会对青少年的生活质量产生不利影响，而且在女性不孕、子宫内膜癌、2型糖尿病、高血压、代谢综合征、肥胖或胰岛素抵抗等方面风险会明显增加。本病发病率也在呈逐年上升的趋势，而且研究发现超重和肥胖的女童，青春期多囊卵巢综合征的发病率较高，若能早期诊断并给予生活方式及中医诊疗干预，可及时纠正其内分泌紊乱，以防止本病及近、远期并发症的发生。因此，青春期多囊卵巢综合征的研究已经越来越多地被人们所关注。

中医学中没有关于"多囊卵巢综合征"病名的确切记载，但根据其临床表现，可在"闭经""不孕""崩漏""癥瘕"等篇章中见到类似论述。对于此病的研究，历代医家观点各有千秋，综其共识，大多认为此病的发生与肾、脾、肝三脏功能失调及痰湿、血瘀密切相关。其中，肾虚是该病发病的主要因素，肾为生殖之本，天癸之源，《素问·上古天真论》曰："女子七岁，肾气盛，齿更发长；二七而天癸至，任脉通，太冲脉盛，月事以时下，故有子。"《素问·六节藏象论》云："肾者主蛰，封藏之本，精之处也。"肾主藏精，肾精通过经脉滋养冲任。精血同源，精可化生为血，精充则血盛，而血为月经的物质基础。肾精不足则经血无源，肾气虚则血行无力，肾阳虚则胞宫失于温煦，寒凝血瘀，最终导致月经后期闭经，甚至不孕。多囊卵巢综合征的形成正是因为作为生殖之本的肾之精血不足、肾气虚衰。古人亦多有"肥人多痰湿"的论述，《傅青主女科》曰："妇人有身体肥胖，痰涎甚多，不能受孕者，人以为气虚之过，谁知是湿盛之故乎？而肥胖之湿，实非外邪，乃脾土之内病也。"脾失健运，不能运化水湿，使浊邪内存，痰湿内蕴，则形体肥胖；脾气虚衰，运化失司，水精不能四布，聚湿成痰；肾阳虚衰，火不暖土，脾土更虚，运化水湿更加无力，亦聚湿为痰，痰湿阻塞胞脉可致月经不调、不孕。肝藏血，主疏泄，"女子以肝为先天"，《万氏女科·调经章》云："女子之性，执拗偏激，忿怒妒忌，以伤肝气。肝为血海，冲任之系。冲任失守，血气妄行也。"女子以血为本，月经以血为用，精气调达，气机通畅，肝血充盈，则月经正常；肝气不舒，郁而化热，冲任失调，则月经紊乱、不孕；郁火湿热蕴蒸于上，郁于面部，发为痤疮。

第二节　病因与发病机制

一、西医病因病理

（一）多囊卵巢综合征的病因

多囊卵巢综合征的病因目前还不明确，但现已证明多囊卵巢综合征的临床特征和内分泌改变在青春期即可发生，并延续至成年，且并不随年龄而改变。青春期发生多囊卵巢综合征的临床表现和内分泌特征主要体现在卵巢持续无排卵、高雄激素血症、高促黄体生成素血症、胰岛素抵抗、代谢综合征等方面。随着近年来研究不断进展，迄今为止，有以下几种意见。

1. 遗传

有多囊卵巢综合征、男性秃顶、糖尿病、高血压、肥胖等家族史者，青春期出现多囊卵巢综合征的风险增加，提示该病与遗传因素有关。近期的调查显示，多囊卵巢综合征的易感性主要与以下几方面基因有关：

（1）与胰岛素敏感性相关的基因　胰岛素受体基因的3个多态性3364T/C、128T/C、176477C/T与多囊卵巢综合征易感性有关。

（2）与甾体生物合成相关的基因　如17B-羟脱氢酶5（AKRIC3）的多态性编码基因等。

（3）参与性激素调节的相关基因　如信号转导蛋白基因GNAS的基因型分布。

（4）心血管风险相关的基因　如脂联素基因（ADIPOQ）的单核苷酸多态性基因45G/T。

（5）解毒相关基因　如IL-1基因多态性2889C/T、IL-6基因多态性597G/A。

2. 低出生体质量儿（LBW）的快速增长学说

近年来，有人提出胎儿生长受限及出生低体质量有可能诱发青春期多囊卵巢综合征。低体质量儿出生后为了适应环境而追赶性生长，会导致雄激素过量合成，引起下丘脑-垂体-卵巢轴功能异常，进而诱发多囊卵巢综合征；同时机体为获得更大的体质量增加，需要分泌更多的胰岛素以追赶正常的体质量和生长，这将导致饮食过量、脂肪/肌肉的比例上升、糖脂异常、胰岛素抵抗等。

3. 青春期发育亢进学说

多数多囊卵巢综合征患者起病于青春期，正常青春期少女也会有与青春期多囊卵巢综合征相似症状，如：

（1）月经初潮后1~3年内大多稀发排卵或无排卵。

（2）促黄体生成素分泌量增高　青春期促黄体生成素随着促性腺激素释放激素（GnRh）脉冲频率增加和振幅增大，其反应增强、分泌增多，使促黄体生成素/卵泡刺激素（LH/FSH）比值由 <1 转变为 >1。

（3）雄激素水平升高。

（4）高胰岛素血症。

（5）正常青春期少女，其卵巢超声声像亦能呈多囊样变化，但无卵巢间质回声增强或体积增大，且卵巢中小卵泡数较多囊卵巢综合征患者少，并随着之后的排卵，小卵泡数会逐渐下降。

由此推测，多囊卵巢综合征可能是由于青春期启动异常与发育亢进而发病。

4. 肾上腺功能初现时功能过盛说

生长发育开始的前两年，肾上腺即开始分泌脱氢表雄酮（DHEA）、脱氢异雄酮硫酸盐（DHEA-S）和雄烯二酮。有研究者提出，多囊卵巢综合征可能是从性成熟早期肾上腺功能失调开始，即持续分泌过多的雄激素。

5. 子宫激素内环境假说

经由动物实验研究表明，胎儿期若处于高雄激素环境，会大大提高患多囊卵巢综合征的概率。

6. 胰岛素样生长因子异常

在青春期正常性发育过程中常见胰岛素抵抗现象，表现为胰岛素、胰岛素样生长因子（IGF-I）和促生长激素（GH）的增多，以及性激素结合球蛋白（SHBG）和胰岛素样生长因子结合球蛋白1（IGF-BP-1）的减少，使雄激素增高。多囊卵巢综合征卵泡液中的 IGF-I、IGF-II 的水平较低，且缺乏 IGF-BP-4 水解酶，使卵泡内的颗粒细胞增生不明显，雌二醇（E2）的合成能力明显下降，卵泡发育停滞。

（二）青春期多囊卵巢综合征的病理生理改变

1. 卵巢变化

检查可见，单侧或双侧卵巢均匀性增大，呈灰白色，包膜增厚、坚韧，可见多个突出的囊状卵泡，白膜增厚、硬化，皮质表层纤维化，细胞少，血管显著存在。

2. 子宫内膜变化

子宫内膜因雌激素水平不同而异，因无排卵，子宫内膜长期受雌激素刺激，呈现不同程度增殖性改变，如单纯型增生、复杂型增生，甚至呈不典型增生。如果长期持续无排卵，仅有单一雌激素作用，会增加子宫内膜癌的发生概率。

二、中医病因病机

中医学对"多囊卵巢综合征"没有明确记载，根据临床表现可归属于"月经后期""闭经""崩漏""不孕"等范畴，主要从肝、脾、肾三脏论治。中医认为肝肾亏虚，天癸迟至，脾虚内生痰湿，阻塞冲任，气机不畅，血行瘀滞，冲任不能相资，胞宫藏泻失职而发本病。临床常见有肾虚、脾虚、痰湿、气滞血瘀、肝经郁热等类型，病位主要在冲任、胞宫及肾、肝、脾。

1. 脾肾两虚

《素问·上古天真论》曰："女子七岁，肾气盛，齿更发长；二七而天癸至，任脉通，太冲脉盛，月事以时下，故有子。"中医理论认为，月经是脏腑、天癸、冲任、气血协调而作用于胞宫的生理现象，以肾气－天癸－冲任－胞宫为月经产生与调节的轴心，以阴阳消长、气血盈亏的变化为月经节律的体现。月经的基本物质是血，脏腑为气血生化之源，肾藏精，精能生血，血能化精，精血同源而互相资生，而为月经的基本物质。《傅青主女科》提出"经本于肾""经水出诸肾"。肾气不足则冲任亏虚；或肝肾亏损而精血不足；或脾胃虚弱致气血乏源；或阴虚血燥精亏血少，因而冲任血海空虚，源断其流，无血可下以致经少甚至闭经。《兰室秘藏》认为"妇人脾胃久虚……而致经水断绝不行"，《医学正传·妇人科》认为"月经全借肾水施化，肾气既乏则经血以干涸，渐而至闭塞不通"，《妇人规》认为"经候不调，病皆在肾经"，病因病理关系到脾、肾及冲任。肾主生殖，为先天之本。脾为后天之本，主运化水谷及水湿，为气血生化之源，脾又为生痰之源。若素体肥胖，或恣食肥甘厚味，或饮食不节，或忧思过度，损伤脾胃，气机升降失常，运化功能减弱，气血乏源，水湿代谢失常，则停聚为痰；肾又为生痰之本，若肾阳虚，命门火衰，气化失司，津液代谢失常；或脾土失于温煦，水湿内停，聚而成痰，痰湿流注下焦，壅塞胞宫，遂致月经后期甚或闭经、不孕；或痰湿脂膜积聚体内，而致体胖多毛。脾肾不足是青春期多囊卵巢综合征的本质。

2. 肝郁

肝藏血，主疏泄，喜条达而恶抑郁，体阴而用阳，女子以肝为先天。《万氏女科·经闭不行》云："忧愁思虑，恼怒怨恨，气郁血滞而经不行。"《万氏女科·调经章》亦记载："女子之性，执拗偏激，忿怒妒忌，以伤肝气。肝为血海，冲任之系。冲任失守，血气妄行也。"可见肝郁气滞是引起闭经、崩漏的常见病机。肝喜调达而恶抑郁，若平素多怒或抑郁，肝失调达，疏泄失常，气机不畅，血为气滞，冲任阻滞，血海不能按时满盈，可见经量减少、经行后期，久而发为闭经；日久而气郁化火伤阴，冲任亏虚，血海不能按时满盈，胞宫无血可下，而致闭经；肝郁化热或阴亏虚热内生，或内蕴湿热之邪，热扰冲任血海，迫血妄行，可见月经提前、经量过多、非经期异常出血；火性炎上，或挟湿热，蒸腾于面部，则见痤疮、心烦易怒、面部油腻。气行则血行，气滞则血瘀。若肝气郁结，疏泄不利，气机失畅，气血运行亦可受阻。肝藏血，体阴而用阳，若素体肝肾阴虚，或失血伤阴，或热病伤阴，肝阴不足，冲任亏虚，血海不盈，可致月经过少、闭经、不孕等。若情志不遂，肝气郁结，或阴血暗耗，或气血化生之源不足，肝体失养，横克脾土，脾失健运，运化水湿功能失常，痰湿内生，而见闭经、形体肥胖。治疗时按照《黄帝内经》"损其肝者，缓其中"的原则，以调肝为上，顺应肝脏生理，养肝血，调肝气，解肝郁，少用辛香走窜之气药。女性青春期处于生长发育的旺盛期，与肝主升发的特点相符，加之青春期多处于心理叛逆期，学习及生活压力大，易出现情志异常。若忧思气结，肝郁气滞，肝旺克脾土，脾失健运，痰湿内生，血瘀不行，痰湿脂膜集聚，壅塞胞宫，则经不行，形体肥胖；气郁化火，耗伤精血，血海亏虚，则发生月经后期、闭经。木火刑金，肺合皮毛，熏蒸面部，则出现痤疮、多毛和黑棘皮病等。

3. 痰瘀内阻

《女科切要》认为"肥白妇人，经闭而不通者，必是湿痰与脂膜壅塞之故也"。痰浊是机体津液代谢失常形成的病理产物，主要由脾肾阳虚、气化失司所致，同时又可作为新的致病因素，加重疾病进程。青春期女性易于饮食不节伤脾，或素体脾虚，不能运化水湿，聚湿生痰；或肾阳虚，气化失司，津液代谢失常，或脾土失于温煦，水湿内停，聚而成痰；或痰湿之体，痰湿阻滞冲任二脉，使血不得下行而致闭经。痰病致瘀，瘀病生痰，互为病因，并且痰瘀相互依存、相互转化、共同消长。朱丹溪在《丹溪心法·子嗣》指出"若是肥盛妇人，禀受甚厚，恣于酒食，经水不调，不能成胎，谓之躯脂满溢，闭塞子宫"。

综上，脾肾两虚、肝郁、痰湿瘀阻是青春期多囊卵巢综合征的主要病机，临床常从肾、肝、脾三脏施以辨证论治。

第三节 临床表现

青春期多囊卵巢综合征主要临床表现包括月经失调、雄激素过高和肥胖。

一、症状

1. 月经异常

最主要症状多表现为月经稀发（月经周期35天至6个月），继发性闭经（停经时间>6个月）或原发性闭经（16岁尚无月经初潮），也可表现为不规则子宫出血，月经周期或经期或经量无规律。患有多囊卵巢综合征的青春期女性通常初潮月经年龄正常，偶有初潮推迟并伴有多毛或男性化的表现。大多数患者自初潮开始月经就不规律。

2. 不孕

生育期妇女因排卵障碍导致不孕。

3. 高雄激素血症表现

以多毛、痤疮为最常见，或伴同男性化征象。多囊卵巢综合征的多毛是指性毛的增多，主要在上唇或颏下，乳晕周围、中下腹中线有粗长、黑硬的毛，耻毛和阴毛浓密呈女性特征分布，可延及大腿内侧或肛门周围。雄激素刺激性毛区（乳晕周、腹中线、唇周、腮部、躯干及四肢）出现终期毛囊，产生终期毛，其特点为毛长而黑硬，与体表毫毛过多有别。多毛症为更均匀地全身细毛增多，不是由雄激素过多或不正常的雄激素代谢引起，而是与遗传、特定的药物、物理刺激或恶性肿瘤相关。多囊卵巢综合征的多毛现象占60%～70%。雄激素分泌增多使皮脂腺囊增生肥大，皮脂产生增多出现痤疮，多在初潮前后出现，分布以面部、额部、颧部、鼻周为多，甚至可及颈部、胸背部。轻者呈小粉刺状，重者因皮脂腺导管表皮增厚角化，内含刺激性游离脂肪酸，易致炎症化脓。多囊卵巢综合征的患者的痤疮与一般青春期痤疮不同，常伴皮肤粗糙、毛孔粗大，具有症状重、持续时间长、顽固难愈、治疗反应差的特点。多毛、痤疮临床表现程度与雄激素浓度可不一致。此外，多毛、痤疮在体表的分布及严重程度亦各具独立性，患者可仅具其一或二者兼具。高雄激素血症伴同的其他男性化征象，可有乳房发育落后、肌肉发达、阴蒂肥大、声音低沉、喉结出现等。

4. 肥胖

约 50% 的多囊卵巢综合征患者有肥胖表现，其中许多患者在典型多囊卵巢综合征临床症状出现前常表现有体重的快速增长。多囊卵巢综合征的肥胖是多种因素的表现，主要由高雄激素促使合成代谢明显增加，能量的生成远超于消耗，积累为三酰甘油储存在脂肪组织内，尤其是上腹部和腹腔内；雄激素过高又可通过胰岛素分泌的增加，帮助腹部脂肪积累，故腹围的增加度（腰围/臀围比值，WHR）比体重指数的增加更明显；其中可夹杂肥胖的遗传因素、代谢综合征、胰岛素抵抗，和（或）生活和工作条件改变的影响。围青春期多囊卵巢综合征多伴有肥胖，且肥胖始于学龄期，青春期加重，初潮后多囊卵巢综合征症状出现前常表现有体重的快速增长。多囊卵巢综合征患者如有精神压力就易多食，如不注意消耗能量，更易出现脂肪堆积现象，这也是青春期多囊卵巢综合征患者容易肥胖的原因之一。

5. 黑棘皮病

黑棘皮病是一种与胰岛素抵抗相关的非特异性皮肤疾病，在阴唇、颈背部、腋下、乳房下和腹股沟等处皮肤褶皱部位出现灰褐色色素沉着，呈对称性，皮肤增厚，质地柔软。黑棘皮病的产生可能与生长因子有关，包括胰岛素、胰岛素样生长因子、表皮生长因子和睾酮。雄激素过多症、胰岛素抵抗和黑棘皮病，一起称为高雄激素-抗胰岛素-黑棘皮病综合征（HAIR-AN综合征）。肥胖和黑棘皮病常被认为是胰岛素抵抗的临床标志，黑棘皮现象也可随着肥胖及胰岛素抵抗的改善而减轻。

二、辅助检查

1. 血清生长激素测定

（1）血清睾酮、双氢睾酮、雄烯二酮　浓度增高，提示过多的雄激素主要来源于卵巢。硫酸脱氢表雄酮是肾上腺产生雄激素的标志物，患多囊卵巢综合征时其浓度正常或增高。

（2）促黄体生成素（LH）、卵泡刺激素（FSH） 血清 LH 水平升高，血清 FSH 水平正常或偏低，LH/FSH ≥ 2，但无排卵前 LH 峰值出现。肥胖患者由于瘦素等因素对中枢 LH 的抑制作用，LH/FSH 的比值也可在正常范围。

（3）血清催乳素 部分患者可伴有血清催乳素轻度升高。

（4）雌二醇 相当于卵泡期水平。

2. 超声检查

可见双侧卵巢增大，包膜回声增强，轮廓较光滑，间质回声增强；一侧或双侧卵巢各有 12 个以上直径为 2～9 毫米无回声区，围绕卵巢边缘，呈车轮状排列，称为项链征。连续监测未见主导卵泡发育及排卵迹象。

3. 腹腔镜检查

见卵巢增大，包膜增厚，表面光滑，呈灰白色，有新生血管。包膜下显露多个卵泡，无排卵征象，无排卵孔、无血体、无黄体。镜下取卵巢活组织检查可确诊。

4. 基础体温测定

表现多呈现单相型基础体温曲线。

5. 其他

腹部肥胖患者，应检测空腹血糖及口服葡萄糖耐量试验（OGTT），还应测空腹胰岛素及葡萄糖负荷后血清胰岛素。肥胖型患者测空腹血脂。

第四节 并发症

青春期多囊卵巢综合征发病率高、并发症多，对青春期女性的心理和生活影响大。

1. 糖尿病

糖尿病是以高血糖为特征的代谢性疾病。高血糖因胰岛素分泌缺陷或其生物作用受损而导致，所以糖尿病常与胰岛素抵抗相伴行。据以往文献报道，多囊卵巢综合征伴有糖耐量异常者占31%～40%，合并2型糖尿病者占7.5%～10%。

2. 肿瘤

有研究证实多囊卵巢综合征患者子宫内膜癌的发病率升高主要是由于雌激素对子宫内膜持续性刺激、缺乏有效的黄体酮拮抗。初潮早，月经初潮与月经规律之间间隔较短，均是乳腺癌发生的危险因素。

3. 不孕不育和异常妊娠

儿童期肥胖、青春期多囊卵巢综合征患者，成年后生育问题尤为突出。大约1/3多囊卵巢综合征妇女妊娠可能会自发流产，或妊娠继续，但伴随有妊娠糖尿病、先兆子痫、早产、巨大儿和死产的可能性增大。

4. 心血管疾病

多囊卵巢综合征患者随着年龄的增长会出现冠状动脉钙化、肱动脉血流介导的舒张功能改变，青春期多囊卵巢综合征患者中也可检测到血管内皮功能的异常，提示多囊卵巢综合征有增加心血管疾病的风险。多囊卵巢综合征的心血管危险因素主要有胰岛素抵抗和高胰岛素血症。

第五节 诊断

一、西医诊断标准

关于多囊卵巢综合征的诊断标准纷繁复杂。目前比较广泛运用于临床的诊断标准主要有以下几项。

1. 2003年5月欧洲人类生殖和胚胎学会和美国生殖医学协会鹿特丹会议提出多囊卵巢综合征的诊断标准：

（1）稀发排卵或无排卵；

（2）高雄激素的临床表现和（或）高雄激素血症；

（3）卵巢多囊改变：超声提示一侧或双侧卵巢直径2～9毫米的卵泡≥12个，和（或）卵巢体积≥10毫升。

3项中符合2项并排除其他高雄激素病因、先天性肾上腺皮质增生、库欣综合征、分泌雄激素的肿瘤。

2. 2010年中华医学会妇产科分会内分泌学组专家学者制定的多囊卵巢综合征诊断标准：

（1）疑似多囊卵巢综合征　月经稀发或闭经是诊断必须条件。

另外，再符合下列2条中的1条，即可诊断为疑似多囊卵巢综合征：①高雄激素的临床表现和（或）高雄激素血症；②超声表现为多囊卵巢综合征。

（2）确定诊断　具备上述疑似多囊卵巢综合征诊断条件后，还必须逐一排除其他可能引起高雄激素的疾病和引起排卵异常的疾病。

3. 与成年人多囊卵巢综合征的诊断标准相比，青春期女孩的体质差异较大，因此，青春期多囊卵巢综合征的诊断标准要更具有临床特异性。目前，一些学者提出建立18岁以下患者多囊卵巢综合征的诊断标准，并提出了更具体、更严格的临床表现的要求，指出至少要出现以下5种诊断中的4种才能确诊为多囊卵巢综合征，即：

（1）临床表现为高雄激素血症；

（2）生化检查为高雄激素血症；

（3）出现胰岛素抵抗以及高胰岛素血症；

（4）持续2年以上的闭经；

（5）超声检查可见卵巢呈多囊性改变。

因此，青春期多囊卵巢综合征需在成人多囊卵巢综合征标准上建立更加严格的诊断标准。

二、中医辨证要点

本病的辨证应当分为青春期和育龄期两个阶段。

青春期重在调经，以调畅月经为先，恢复周期为根本，按照月经病的证治要点，抓住期、量、色、质和全身症状加以辨证，区分虚实。闭经者，虚则补而通之，实则泄而通之；月经频发或淋漓不尽者，又当寻找病因，肾虚者补肾固冲，痰湿者涤痰化浊。总之，青春期月经的恢复是治疗目的。

对于育龄患者来说，生育是重要的环节，调经意在种子。肾主生殖，不孕多责之于肾，故临证多从肾论治。多囊卵巢综合征还与肝郁、脾虚、痰湿、气滞血瘀等因素有关。临床应综合考虑这些因素，区分寒热、虚实。本病的特点是阳虚多，阴虚少，且常有多种兼夹证，病情复杂，容易反复，药物治疗期限的下限一般需要3～6个月。本病的治疗原则是：阴虚火旺者滋阴降火，湿热下注者清热利湿，心脾两虚者补益心脾。

第六节　鉴别诊断

1. 库欣综合征

过多的皮质醇和雄激素会导致临床出现全身性多毛、肥胖、痤疮和月经紊乱，也可出现多囊卵巢现象。本病可根据测定皮质醇浓度的昼夜节律、24小时尿游离皮质醇、小剂量地塞米松抑制试验确诊。

2. 卵泡膜细胞增殖症

该病既有男性化表现的症状，又有卵泡膜细胞增殖的组织学变化。它与多囊卵巢综合征的临床症状相似，都可出现月经稀少、闭经、不孕不育、多毛以及卵巢增大等表现，但较之更严重，血睾酮高值，血硫酸脱氢表雄酮正常，促黄体生成素与卵泡刺激素的比值（LH/FSH）可正常。卵巢活组织检查，镜下见卵巢皮质黄素化的卵泡膜细胞群，皮质下无类似多囊卵巢综合征的多个小卵泡。

3. 先天性肾上腺皮质增生症

典型性先天性肾上腺皮质增生症通常发生在胎儿时期，故很容易与多囊卵巢综合征鉴别；但有一部分患者在胎儿时期未表现出明显的症状，等到成年后才表现出来，此种称为非典型性先天性肾上腺皮质增生症。女性患者通常与多囊卵巢综合征的表现类似，其妇科超声可有"多囊卵巢"的表现。所以，从临床体征来看二者难以鉴别。可根据促肾上腺皮质激素兴奋试验和地塞米松抑制试验来鉴别。

4. 高催乳素血症

高催乳素血症是指由多种因素引起的下丘脑－垂体内分泌失调所导致的以催乳素升高，溢乳、闭经、无排卵和不孕不育为特征的综合征。该患者也常常出现双侧多囊卵巢现象，但其LH与FSH值不高甚至低于正常。根据血清催乳激素测定升高而诊断，垂体磁共振成像检查有无占位性病变，同时要排除药物性、甲状腺功能低下等引起的高催乳素血症。

5. 甲状腺功能减退症

甲状腺功能减退症的患者，血清游离T3、T4下降使肝脏合成性激素结合球蛋白的能力下降，从而使血游离睾酮水平升高，导致女性患者出现月经异常、多毛症等临床表现。仔细询问病史，患者还有疲劳乏力、精力不足、易冷、皮肤干燥、便秘等症状。最终可根据甲状腺功能检查确诊。若患者甲状腺释放激素（TSH）升高，T3、T4水平下降，则可基本确定为甲状腺功能减退症。

第七节 治疗

一、西医治疗与研究进展

(一) 药物治疗

1. 调整月经周期,预防子宫内膜增生

适用于青春期、育龄期无生育要求、因排卵障碍引起月经紊乱的患者。

(1) 周期性孕激素治疗 多囊卵巢综合征患者体内长期存在无对抗雌激素的影响,周期性应用孕激素可对抗雌激素的作用,诱导人工月经,预防内膜增生。用药的时间和剂量应根据患者月经紊乱的类型、体内雌激素水平的高低、子宫内膜的厚度决定。若长期用药,每周期应至少用药10天。

(2) 低剂量短效口服避孕药 适用于有避孕要求的患者,短效口服避孕药不仅可调整月经周期,预防子宫内膜增生,还可使高雄激素症状减轻。用药方法为孕激素撤药出血第5天起服用,每天1片,共服21天;停药第5天起或停药第8天起重复。

(3) 雌孕激素周期序贯治疗 少数多囊卵巢综合征患者血总睾酮水平升高较重,往往伴有严重的胰岛素抵抗,且雌激素水平较低,使子宫内膜对单一孕激素无撤药出血反应。对此类患者可诱导人工月经,应选用雌孕激素周期序贯疗法。

2. 降低血雄激素水平

(1) 糖皮质激素 适用于多囊卵巢综合征的雄激素过多为肾上腺来源或肾上腺和卵巢混合来源者。常用药物为地塞米松,每晚0.25毫克,以免过度抑制垂体-肾上腺轴功能。

(2) 环丙孕酮 为17α-羟孕酮类衍生物,具有很强的抗雄激素作用,能抑制垂体促性腺激素的分泌,使体内睾酮水平降低。与炔雌醇组成口服避孕药，对降低高雄激素血症和治疗高雄激素体征有效。

（3）螺内酯　是醛固酮受体的竞争性抑制剂，抗雄激素机制是抑制卵巢和肾上腺合成雄激素，增强雄激素分解，并有在毛囊竞争雄激素受体作用。抗雄激素剂量为每日 40～200 毫克，治疗多毛症需用药 6～9 个月。出现月经不规则，可与口服避孕药联合应用。

3. 提高胰岛素敏感性

对肥胖或有胰岛素抵抗患者常用胰岛素增敏剂。主要包括双胍类药物及噻唑烷二酮类化合物等，可有效改善内分泌及代谢异常。

（1）二甲双胍　是治疗 2 型糖尿病的常用药，可改善胰岛素敏感性，可抑制肝脏葡萄糖的生成及降低高胰岛素血症水平，达到纠正患者高雄激素状态，改善卵巢排卵功能，从而达到促进卵泡发育和排卵的目的。二甲双胍应用于青春期多囊卵巢综合征的报道显示，它可以改善月经周期，恢复排卵，在低热量饮食的女性中可以降低体重。一般口服，每日 2～3 次，每日总剂量在 500～2100 毫克之间。

（2）噻唑烷二酮类化合物　如罗格列酮可有效改善外周葡萄糖利用，降低血糖水平，一般口服 4 毫克 / 日，必要时可增加至 8 毫克 / 日。但其对肝功能有轻度损害，服用期间应定期复查肝功能。

（二）手术治疗

1. 腹腔镜下卵巢打孔术

对黄体生成素和游离睾酮升高者效果较好。在腹腔镜下对多囊卵巢应用电针或激光打孔，每侧卵巢打孔 4 个为宜，并且注意打孔深度和避开卵巢门，可获得 90% 排卵率和 70% 妊娠率。腹腔镜下卵巢打孔术可能出现的问题有治疗无效、盆腔粘连及卵巢功能低下。

2. 卵巢楔形切除术

将双侧卵巢各自楔形切除 1/3 可降低雄激素水平，减轻多毛症状，提高妊娠率。术后卵巢周围粘连发生率较高，临床已不常用。

外科手术对于青春期多囊卵巢综合征患者而言，不作为首选治疗方法。

二、中医辨证治疗

1. 脾肾两虚证

月经后期，量少，色淡质稀，甚至闭经或淋漓不尽，形体肥胖、多毛，头晕耳鸣，腰膝酸软，神疲纳呆，大便溏，小便清长，形寒肢冷，舌淡胖或有齿痕，苔白，脉沉细无力。

证机概要：脾肾虚弱，精亏血少，冲任亏虚。

治法：补肾健脾，益气养血。

代表方：黄芪桂枝五物汤加减。本方治以益气养血、和血通经，主治因脾肾虚弱、冲任亏虚所致的月经后期、量少甚至闭经。

常用药：黄芪、桂枝益气温阳、和血通经；白芍养血和营；生姜、大枣益气养血。

若气虚者当重用黄芪，加党参、白术；阳虚畏寒者加制附子；肾虚加杜仲、续断；血瘀者加当归、川芎等。

2. 痰湿瘀阻证

形体肥胖，喉间多痰，倦怠懒动，胸闷气短，脘痞纳呆，毛发偏多，大便秘结，闭经不孕，白带量多，或见腹中包块，按之疼痛，舌体胖大，边有齿痕，或舌质紫黯，舌苔厚腻，脉沉滑。

证机概要：痰湿内阻，壅塞胞宫。

治法：燥湿化痰，健脾益气。

代表方：苍附导痰丸加减。

常用药：苍术、法半夏燥湿化痰；香附调畅气机；茯苓利湿健脾；枳实、蚕沙破气宽胸；山楂、鸡内金健脾消食；怀牛膝引药下行。

若痰湿内盛、胸闷气短，酌加瓜蒌、石菖蒲宽胸利气以化痰湿；

心悸者，酌加远志以祛痰宁心；月经后期或闭经者，酌加鹿角胶、淫羊藿、巴戟天。

3. 肝经郁火证

月经稀发，量少，甚则经闭不行，或月经先后无定期，崩漏淋漓，形盛体壮，毛发浓密，面部痤疮，经前乳房、胸胁胀痛，肢体肿胀，大便秘结，小便黄，带下量多，阴痒，舌红，苔黄厚，脉沉弦或弦数。

证机概要：肝失疏泄，气机不畅，阻滞冲任。

治法：疏肝解郁，泻火调经。

代表方：丹栀逍遥散加减。本方治以疏肝解郁、行气活血，主治肝气不舒、冲任阻滞所致月经不调、乳房胀痛，及郁而化火所致痤疮。

常用药：柴胡、香附疏肝解郁；牡丹皮、焦栀子清热泻火；白芍养血柔肝；生地黄凉血生津；车前子、茵陈利水渗湿；茯苓、白术健脾益气。

经前期乳房胀痛者，加川楝子、枳壳；月经期，可酌加川芎、当归、益母草；痤疮肿痛者，加黄芩、金银花、蒲公英；痤疮瘙痒重者，加白鲜皮、蛇床子。

4. 气滞血瘀证

月经后期、量少，经行有块，甚则闭经不孕，精神抑郁，心烦易怒，小腹胀满拒按或胸胁满痛，乳房胀痛，舌体黯红，有瘀点、瘀斑，脉沉弦涩。

证机概要：气机阻滞，胀闷疼痛；瘀血内阻，血行不畅。

治法：行气导滞，活血化瘀。

代表方：膈下逐瘀汤加减。本方治以活血祛瘀、行气止痛，主治气行不畅之胸胁满痛、乳房胀痛；血瘀内阻之月经不调、经行有块。

常用药：桃仁、红花破血逐瘀；赤芍活血化瘀；枳壳、香附疏肝理气；延胡索、川芎行气止痛；牡丹皮活血凉血。

经前宜疏肝解郁，可用郁金、合欢皮、青皮来疏肝理气解郁，乳房胀痛有结节者，加青皮、夏枯草、荔枝核等理气散结。

三、调周治疗

补肾调周法，是以中医学"阴阳转化""肾主生殖""子午流注""运气学说"等理论为指导，根据补肾调周的原则，顺应月经周期的不同生理特点来治疗月经疾病、调整月经周期的一种中药疗法。女性月经周期的规律性变化，是在心-肾-子宫生殖轴的调节下进行阴阳消长转化，而体内的气、血、津液等变化也发生在此时。本病的特点是月经周期始终停留在经后期，肾水不足，成熟的卵泡发育较少，痰湿阻滞而发生卵巢多囊样的改变。根据月经周期的生理特点，将月经周期划分为经后初期、经后中期、经后末期、经间期、经前期、经前后半期、行经期七个时期，结合肾虚痰湿型多囊卵巢综合征的病理变化特点，进行分期用药，使补肾调周法得到深化。

1. 经后期

经后期是阴长阳消、阴血渐复的阶段。此期血海空虚，治疗以滋肾益阴养血为主。本病长期处在经后期阶段，因此该段的治疗就显得尤为重要。一般将经后期分为初、中、末三个时期，临证以带下的分泌量进行阴分水平的判断。

（1）经后初期，白带量极少近无 本期为阴之初，尚无带下，以阴虚为主，治以养血滋阴，方选归芍地黄汤加茺蔚子或急性子。在养阴的同时，应用动静观作指导，还需注意以下三点：一是心肾相交，水火既济，所以宁心安神有助于肾阴的恢复；二是补益之品多滋腻碍胃，补养先天的同时亦重视后天脾胃的健运；三是静能生水，经后期肾阴不足，只能用少量化痰湿的药物，防耗损真阴。

（2）经后中期，一定量带下　此期为静中有动的时期，需滋阴结合促动，而促动有三义，即助阳、疏肝、活血。在此基础上，治以滋阴补肾、稍佐助阳，方选滋肾生肝饮。

（3）经后末期，白带量较多　此期阴长已达到一定水平，将进入排卵期，治疗用药上阴阳并重，方选补天种玉丹。

2. 经间期

此期为重阴转阳的重要时期。偏重补阴的基础上适量加用补阳之品，治在补肾活血，方选补肾促排卵汤。

3. 经前期

经前期属阳长阴消阶段，治疗以补阳为主，方选毓麟珠。阳长的目的一方面是为了妊娠做准备，一方面促使重阳转阴，促使月经如期而至，并在经前后半期（约经前3日左右）佐以疏肝理气，方选毓麟珠合越鞠丸。

4. 行经期

行经期处在重阳转阴之时，也是新周期的开始。此期要注意补肾助阳，引血下行，疏肝调经。方选五味调经散合越鞠丸。

补肾调周法是顺应月经周期中七期的变化，这也是治疗多囊卵巢综合征需要注意的关键问题。多囊卵巢综合征以肾阳虚为主，因此在全月经周期的治疗中都应重视补肾阳药，即使在月经即将干净的时候也可重用补阳药。

四、饮食疗法

少食肥甘厚味，多食蔬菜水果，尤其是一些具有健脾利湿化痰作用的食物，如白萝卜、紫菜、洋葱、枇杷、白果、大枣、白扁豆、薏苡仁、赤小豆等。

1. 肝肾阴虚证

鳖甲50克，白鸽1只。炖熟后调味服食，隔天1次，每月连服5～6天。

2. 痰湿阻滞证

（1）薏苡仁 30 克，炒白扁豆 15 克，山楂 15 克，红糖适量，四味同煮粥食。每天 1 次，每月连服 7~8 天。

（2）苍术 30 克，粳米 30~60 克。先将苍术水煎后去渣取汁，再入粳米煮粥。每日 1 次，可连服数日。

3. 气滞血瘀证

川芎 9 克，鸡蛋 2 个，红糖适量，加水煎煮，蛋熟后去壳再煮片刻，去药渣，吃蛋喝汤。每天 1 次，连服 5~7 天。

4. 气血不足证

当归 30 克，黄芪 30 克，生姜 65 克，羊肉 250 克，炖至烂熟，去药渣，调味服食。每天 1 次，每月连服 3~5 天。

五、其他治疗

1. 针灸疗法

针灸作为中国的传统疗法，有着悠久历史，是近十余年来治疗多囊卵巢综合征新的研究方向。针灸治疗可通过刺激多囊卵巢综合征患者的膈俞、脾俞、肝俞、肾俞、关元、中脘、气海、子宫、足三里、三阴交等穴位。脾虚痰湿者加丰隆，肝郁气滞者配太冲，脾俞、肝俞、肾俞、关元、中脘、气海、足三里行补法，关元、子宫穴加灸法，其余腧穴用平补平泻法，以补肝肾、调气血、化瘀浊。

亦有专家根据月经周期采用不同手法针刺，在月经第 5~9 天采用补法针刺脾俞、肾俞、气海、三阴交、足三里、内关、期门；月经第 12~15 天平补平泻法针刺肾俞、命门、中极、血海、子宫。月经先期加太冲、太溪；月经后期及闭经加血海、归来；月经先后无定期加交信。每个月经周期为一个疗程。通过补肾健脾佐以疏肝可促卵子生长；而通调肝脾、行瘀化滞，佐以补肾，可利于卵子排出。

2. 穴位埋线疗法

穴位埋线疗法是将医用羊肠线埋入腧穴，利用羊肠线对穴位的持久刺激作用，激发经气，调和气血，以防治疾病。穴位埋线治疗多囊卵巢综合征作为一种特色疗法，对改善其临床症状有很大作用。

选取任脉、太阴经及阳明经的中脘、气海、关元、中极、血海（双侧）、三阴交（双侧）、丰隆（双侧）、足三里（双侧）等12穴进行治疗。

中医学认为，任脉乃"阴脉之海"，《十四经发挥》言任脉是"妇人生养之本"，任脉通，才能维持女子月经、胎孕的生理功能；脾乃后天之本，足太阴脾经有滋补肝肾、调理冲任的作用，寓"以后天养先天"之意；"阳明者十二经脉之长也"，足阳明胃经属胃络脾，脾胃乃气血生化之源，胃经正常则气血调和，气血调和则脏腑经络功能正常。

中脘不仅是任脉经穴，且又是胃之募穴和腑会穴，健脾和胃，与丰隆、足三里合用有祛湿涤痰消脂之功。

气海、关元、中极为任脉经穴。一则取诸穴直达病灶之功；二则气海可疏利通调任脉，消除胞宫之气滞血瘀；三则关元是足三阴经与任脉的交会穴，与三阴交合用，乃临床治疗妇科病症的经典组合，可调和气血阴阳；四则中极乃任脉经穴，活血化瘀之功显著，常用于下腹部病证，尤其是生殖系统疾病。

血海、三阴交乃足太阴脾经穴。血海因善治妇人月经病而得名，妇人以血为用，血海可活血化瘀，用于治疗本病恰如其分；此外亦有研究表明，针刺血海可兴奋下丘脑-垂体轴，调整月经周期，促进排卵等。针刺三阴交可健脾化湿，主治男女生殖系统疾病，为经典要穴；还有研究表明，针刺三阴交，可明显改善子宫微循环状态。

足三里为胃经之合穴，有调和气血、补虚强壮之功；丰隆为胃经之络穴，健脾祛湿，为治痰之要穴。

以上诸穴合用，共奏以后天养先天、健脾益肾、化湿祛痰、活血化瘀之功。

3. 耳穴疗法

运用耳针疗法可治月经后期、闭经等，选用神门、内生殖器、内分泌、肝、肾。毫针用中等刺激，或用王不留行籽耳穴贴压。

4. 穴位注射

用穴位注射也可治疗多囊卵巢综合征。用当归、黄芪注射液，或用维生素B_{12}注射液，临床选取肾俞、脾俞、肝俞、归来、关元、三阴交、足三里，每穴每次注入上述药液 1~2 毫升，隔日 1 次。

多囊卵巢综合征是一种累及全身、危害女性终生健康的内分泌代谢性疾病，其发病是多基因遗传（多个微效基因的累加效应）以及表观遗传和环境因素影响的结果。胚胎时期宫内高水平雄激素的刺激，不健康的营养、饮食习惯和生活方式，儿童期肥胖，初潮前后体重的快速增长，均可引发青春期多囊卵巢综合征。青春期多囊卵巢综合征诊断中易出现漏诊或过度诊断，做好多囊卵巢综合征高危儿筛查和临床跟踪随访亦十分重要。加强体育锻炼、调整膳食结构、改变不良生活习惯、控制和减轻体重，以及配合必要的药物治疗和针灸治疗，是青春期多囊卵巢综合征的主要治疗方法。

第八节　预防调护

多囊卵巢综合征患者已成为 2 型糖尿病、脂代谢紊乱及心血管疾病的高发人群。而且多囊卵巢综合征多起病于青春期，因此对该病的预防调护和早期干预尤为重要。对于青春期多囊卵巢综合征的治疗，中医疗法虽然副作用小，但见效缓慢，依从性差，西医疗法虽然见效快，但不良反应多，停药后易复发。故为寻求经济、健康而持久的治疗方法，需要在中西医结合治疗的基础上推行健康的生活模式。

调整生活方式，如戒烟戒酒，调整饮食结构和能量摄入，坚持合理的有氧运动，提高青春期女性对疾病的认知，保持愉快的心情，可有效减轻体重、降低心血管疾病患病风险。需要注意的是，由于患者正处于青春期发育阶段，体重降低不宜过急过快，应循序渐进，以不妨碍正常生长发育为原则。对青春期多囊卵巢综合征患者的任何治疗方式都必须搭配合理的饮食和运动。虽不能阻止所有并发症的发生，但是正确有效的干预措施无疑会改善青春期多囊卵巢综合征患者的预后。且有研究显示，年龄越大，不孕的风险也相应增加。所以应尽早发现和治疗青春期多囊卵巢综合征，积极干预治疗，以期达到预防远期并发症、提高生活质量的目的。

参考文献

[1] 余霞. 青春期多囊卵巢综合征病因、诊治现状及研究进展[J]. 北方药学, 2011, 8（05）: 43-44.

[2] 李慕白, 刘畅, 侯丽辉, 等. 青春期多囊卵巢综合征诊断标准的现状分析[J]. 国际生殖健康/计划生育杂志, 2011, 30（03）: 255-257+261.

[3] 蔡敬宙, 曾北蓝, 李湘力. 穴位埋线治疗青春期多囊卵巢综合征的临床观察[J]. 广州医药, 2013, 44（02）: 41-42.

[4] 王英, 潘丽贞. 从肝脾肾论治青春期多囊卵巢综合征月经失调体会[J]. 实用中医药杂志, 2014, 30（11）: 1059-1060.

[5] 陈芊, 王辉, 赵淑荣. 从《内经》探析青春期多囊卵巢综合征的论治[J]. 世界中西医结合杂志, 2014, 9（07）: 774-776.

[6] 孙丽丽, 刘春丽, 杨卫灵. 名老中医治疗多囊卵巢综合征经验荟萃[J]. 中医药临床杂志, 2014, 26（05）: 447-449.

[7] 梁菁. 中药周期疗法治疗多囊卵巢综合征临床运用体会[J]. 新中医, 2014, 46（04）: 245-247.

[8] 任晓旭, 吴效科. 针刺治疗多囊卵巢综合征的作用机制及临床研究进展[J]. 云南中医中药杂志, 2014, 35（11）: 69-72.

[9] 沈月红，孙志. 针灸治疗多囊卵巢综合征研究进展 [J]. 河北中医，2015，37（04）：632-634.

[10] 刘颖华，侯丽辉，李妍. 中医治疗青春期多囊卵巢综合征的研究进展 [J]. 天津中医药，2015，32（10）：634-636.

[11] 江瑜. 青春期多囊卵巢综合征的健康风险 [J]. 实用中西医结合临床，2015，15（02）：92-93.

[12] 青春期多囊卵巢综合征诊治共识 [J]. 生殖医学杂志，2016，25（09）：767-770.

[13] 陈璐，韩其茂，李娜，等. 生活方式干预对青春期多囊卵巢综合征的影响 [J]. 湖北中医杂志，2016，38（07）：76-79.

[14] 田晓敏. 多囊卵巢综合征诊断与治疗新进展 [J]. 世界最新医学信息文摘，2016，16（32）：41-42.

[15] 华永芳，闫宏宇. 多囊卵巢综合征中医辨证论治研究进展 [J]. 新疆中医药，2016，34（01）：100-102.

[16] 赵萍. 多囊卵巢综合征中医病因研究 [J]. 世界最新医学信息文摘，2017，17（90）：100-101.

[17] 高海青，蒋军. 肾虚型多囊卵巢综合征中医药治疗进展 [J]. 浙江中西医结合杂志，2017，27（09）：825-828.

[18] 史继娥，王丽梅，张立新，等. 青春期多囊卵巢综合征发病机制及治疗进展研究 [J]. 甘肃科技，2016，32（07）：77-78.

附表1　0～18岁儿童青少年身高、体重百分位数值表

0～18岁儿童青少年身高百分位数值表（男）

身高（cm）年龄	3rd	10th	25th	50th	75th	90th	97th
出生	47.1	48.1	49.2	50.4	51.6	52.7	53.8
2月	54.6	55.9	57.2	58.7	60.3	61.7	63
4月	60.3	61.7	63	64.6	66.2	67.7	69
6月	64	65.4	66.8	68.4	70	71.5	73
9月	67.9	69.4	70.9	72.6	74.4	75.9	77.5
12月	71.5	73.1	74.7	76.5	78.4	80.1	81.8
15月	74.4	76.1	77.8	79.8	81.8	83.6	85.4
18月	76.9	78.7	80.6	82.7	84.8	86.7	88.7
21月	79.5	81.4	83.4	85.6	87.9	90	92
2岁	82.1	84.1	86.2	88.5	90.9	93.1	95.3
2.5岁	86.4	88.6	90.8	93.3	95.9	98.2	100.5
3岁	89.7	91.9	94.2	96.8	99.4	101.8	104.1
3.5岁	93.4	95.7	98	100.6	103.2	105.7	108.1
4岁	96.7	99.1	101.4	104.1	106.9	109.3	111.8
4.5岁	100	102.4	104.9	107.7	110.5	113.1	115.7
5岁	103.3	105.8	108.4	111.3	114.2	116.9	119.6
5.5岁	106.4	109	111.7	114.7	117.7	120.5	123.3
6岁	109.1	111.8	114.6	117.7	120.9	123.7	126.6

续表

身高（cm） 年龄	3rd	10th	25th	50th	75th	90th	97th
6.5 岁	111.7	114.5	117.4	120.7	123.9	126.9	129.9
7 岁	114.6	117.6	120.6	124	127.4	130.5	133.7
7.5 岁	117.4	120.5	123.6	127.1	130.7	133.9	137.2
8 岁	119.9	123.1	126.3	130	133.7	137.1	140.4
8.5 岁	122.3	125.6	129	132.7	136.6	140.1	143.6
9 岁	124.6	128	131.4	135.4	139.3	142.9	146.5
9.5 岁	126.7	130.3	133.9	137.9	142	145.7	149.4
10 岁	128.7	132.3	136	140.2	144.4	148.2	152
10.5 岁	130.7	134.5	138.3	142.6	147	150.9	154.9
11 岁	132.9	136.8	140.8	145.3	149.9	154	158.1
11.5 岁	135.3	139.5	143.7	148.4	153.1	157.4	161.7
12 岁	138.1	142.5	147	151.9	157	161.5	166
12.5 岁	141.2	145.7	150.4	155.6	160.8	165.5	170.2
13 岁	145	149.6	154.3	159.5	164.8	169.5	174.2
13.5 岁	148.8	153.3	157.9	163	168.1	172.7	177.2
14 岁	152.3	156.7	161	165.9	170.7	175.1	179.4
14.5 岁	155.3	159.4	163.6	168.2	172.8	176.9	181
15 岁	157.5	161.4	165.4	169.8	174.2	178.2	182
15.5 岁	159.1	162.9	166.7	171	175.2	179.1	182.8
16 岁	159.9	163.6	167.4	171.6	175.8	179.5	183.2
16.5 岁	160.5	164.2	167.9	172.1	176.2	179.9	183.5
17 岁	160.9	164.5	168.2	172.3	176.4	180.1	183.7
18 岁	161.3	164.9	168.6	172.7	176.7	180.4	183.9

附表1 0~18岁儿童青少年身高、体重百分位数值表

0~18岁儿童青少年身高百分位数值表（女）

身高（cm）年龄	3rd	10th	25th	50th	75th	90th	97th
出生	46.6	47.5	48.6	49.7	50.9	51.9	53
2月	53.4	54.7	56	57.4	58.9	60.2	61.6
4月	59.1	60.3	61.7	63.1	64.6	66	67.4
6月	62.5	63.9	65.2	66.8	68.4	69.8	71.2
9月	66.4	67.8	69.3	71	72.8	74.3	75.9
12月	70	71.6	73.2	75	76.8	78.5	80.2
15月	73.2	74.9	76.6	78.5	80.4	82.2	84
18月	76	77.7	79.5	81.5	83.6	85.5	87.4
21月	78.5	80.4	82.3	84.4	86.6	88.6	90.7
2岁	80.9	82.9	84.9	87.2	89.6	91.7	93.9
2.5岁	85.2	87.4	89.6	92.1	94.6	97	99.3
3岁	88.6	90.8	93.1	95.6	98.2	100.5	102.9
3.5岁	92.4	94.6	96.8	99.4	102	104.4	106.8
4岁	95.8	98.1	100.4	103.1	105.7	108.2	110.6
4.5岁	99.2	101.5	104	106.7	109.5	112.1	114.7
5岁	102.3	104.8	107.3	110.2	113.1	115.7	118.4
5.5岁	105.4	108	110.6	113.5	116.5	119.3	122
6岁	108.1	110.8	113.5	116.6	119.7	122.5	125.4
6.5岁	110.6	113.4	116.2	119.4	122.7	125.6	128.6
7岁	113.3	116.2	119.2	122.5	125.9	129	132.1
7.5岁	116	119	122.1	125.6	129.1	132.3	135.5

续表

身高（cm）年龄	3rd	10th	25th	50th	75th	90th	97th
8 岁	118.5	121.6	124.9	128.5	132.1	135.4	138.7
8.5 岁	121	124.2	127.6	131.3	135.1	138.5	141.9
9 岁	123.3	126.7	130.2	134.1	138	141.6	145.1
9.5 岁	125.7	129.3	132.9	137	141.1	144.8	148.5
10 岁	128.3	132.1	135.9	140.1	144.4	148.2	152
10.5 岁	131.1	135	138.9	143.3	147.7	151.6	155.6
11 岁	134.2	138.2	142.2	146.6	151.1	155.2	159.2
11.5 岁	137.2	141.2	145.2	149.7	154.1	158.2	162.1
12 岁	140.2	144.1	148	152.4	156.7	160.7	164.5
12.5 岁	142.9	146.6	150.4	154.6	158.8	162.6	166.3
13 岁	145	148.6	152.2	156.3	160.3	164	167.6
13.5 岁	146.7	150.2	153.7	157.6	161.6	165.1	168.6
14 岁	147.9	151.3	154.8	158.6	162.4	165.9	169.3
14.5 岁	148.9	152.2	155.6	159.4	163.1	166.5	169.8
15 岁	149.5	152.8	156.1	159.8	163.5	166.8	170.1
15.5 岁	149.9	153.1	156.5	160.1	163.8	167.1	170.3
16 岁	149.8	153.1	156.4	160.1	163.8	167.1	170.3
16.5 岁	149.9	153.2	156.5	160.2	163.8	167.1	170.4
17 岁	150.1	153.4	156.7	160.3	164	167.3	170.5
18 岁	150.4	153.7	157	160.6	164.2	167.5	170.7

附表1 0～18岁儿童青少年身高、体重百分位数值表

0～18岁儿童青少年体重百分位数值表（男）

体重（kg）年龄	3rd	10th	25th	50th	75th	90th	97th
出生	2.62	2.3	3.06	3.32	3.59	3.85	4.12
2月	4.53	4.88	5.25	5.68	6.15	6.59	7.05
4月	5.99	6.43	6.9	7.45	8.04	8.61	9.2
6月	6.8	7.28	7.8	8.41	9.07	9.7	10.37
9月	7.56	8.09	8.66	9.33	10.06	10.75	11.49
12月	8.16	8.72	9.33	10.05	10.83	11.58	12.37
15月	8.68	9.27	9.91	10.68	11.51	12.3	13.15
18月	9.19	9.81	10.48	11.29	12.16	13.01	13.9
21月	9.71	10.37	11.08	11.93	12.86	13.75	14.7
2岁	10.22	10.9	11.65	12.54	13.51	14.46	15.46
2.5岁	11.11	11.85	12.66	13.64	14.7	15.73	16.83
3岁	11.94	12.74	13.61	14.65	15.8	16.92	18.12
3.5岁	12.73	13.58	14.51	15.63	16.86	18.08	19.38
4岁	13.52	14.43	15.43	16.64	17.98	19.29	20.71
4.5岁	14.37	15.35	16.43	17.75	19.22	20.67	22.24
5岁	15.26	16.33	17.52	18.98	20.61	22.23	24
5.5岁	16.09	17.26	18.56	20.18	21.98	23.81	25.81
6岁	16.8	18.06	19.49	21.26	23.26	25.29	27.55
6.5岁	17.53	18.92	20.49	22.45	24.7	27	29.57
7岁	18.48	20.04	21.81	24.06	26.66	29.35	32.41
7.5岁	19.43	21.17	23.16	25.72	28.7	31.84	35.45

续表

体重(kg)年龄	3rd	10th	25th	50th	75th	90th	97th
8 岁	20.32	22.24	24.46	27.33	30.71	34.31	38.49
8.5 岁	21.18	23.28	25.73	28.91	32.69	36.74	41.49
9 岁	22.04	24.31	26.98	30.46	34.61	39.08	44.35
9.5 岁	22.95	25.42	28.31	32.09	36.61	41.49	47.24
10 岁	23.89	26.55	29.66	33.74	38.61	43.85	50.01
10.5 岁	24.96	27.83	31.2	35.58	40.81	46.4	52.93
11 岁	26.21	29.33	32.97	37.69	43.27	49.2	56.07
11.5 岁	27.59	30.97	34.91	39.98	45.94	52.21	59.4
12 岁	29.09	32.77	37.03	42.49	48.86	55.5	63.04
12.5 岁	30.74	34.71	39.29	45.13	51.89	58.9	66.81
13 岁	32.82	37.04	41.9	48.08	55.21	62.57	70.83
13.5 岁	35.03	39.42	44.45	50.85	58.21	65.8	74.33
14 岁	37.36	41.8	46.9	53.37	60.83	68.53	77.2
14.5 岁	39.53	43.94	49	55.43	62.86	70.55	79.24
15 岁	41.43	45.77	50.75	57.08	64.4	72	80.6
15.5 岁	43.05	47.31	52.19	58.39	65.57	73.03	81.49
16 岁	44.28	48.47	53.26	59.35	66.4	73.73	82.05
16.5 岁	45.3	49.42	54.13	60.12	67.05	74.25	82.44
17 岁	46.04	50.11	54.77	60.68	67.51	74.62	82.7
18 岁	47.01	51.02	55.6	61.4	68.11	75.08	83

0～18岁儿童青少年体重百分位数值表（女）

身高(cm) 年龄	3rd	10th	25th	50th	75th	90th	97th
出生	2.57	2.76	2.96	3.21	3.49	3.75	4.04
2月	4.21	4.5	4.82	5.21	5.64	6.06	6.51
4月	5.55	5.93	6.34	6.83	7.37	7.9	8.47
6月	6.34	6.76	7.21	7.77	8.37	8.96	9.59
9月	7.11	7.58	8.08	8.69	9.36	10.01	10.71
12月	7.7	8.2	8.74	9.4	10.12	10.82	11.57
15月	8.22	8.75	9.33	10.02	10.79	11.53	12.33
18月	8.73	9.29	9.91	10.65	11.46	12.25	13.11
21月	9.26	9.86	10.51	11.3	12.17	13.01	13.93
2岁	9.76	10.39	11.08	11.92	12.84	13.74	14.71
2.5岁	10.65	11.35	12.12	13.05	14.07	15.08	16.16
3岁	11.5	12.27	13.11	14.13	15.25	16.36	17.55
3.5岁	12.32	13.14	14.05	15.16	16.38	17.59	18.89
4岁	13.1	13.99	14.97	16.17	17.5	18.81	20.24
4.5岁	13.89	14.85	15.92	17.22	18.66	20.1	21.67
5岁	14.64	15.68	16.82	18.26	19.83	21.41	23.14
5.5岁	15.39	16.25	17.78	19.33	21.06	22.81	24.72
6岁	16.1	17.32	18.68	20.37	22.27	24.19	26.3
6.5岁	16.8	18.12	19.6	21.44	23.51	25.62	27.96
7岁	17.58	19.01	20.62	22.64	24.94	27.28	29.89
7.5岁	18.39	19.95	21.71	23.93	26.48	29.08	32.01

续表

身高（cm）年龄	3rd	10th	25th	50th	75th	90th	97th
8岁	19.2	20.89	22.81	25.25	28.05	30.95	34.23
8.5岁	20.05	21.88	23.99	26.67	29.77	33	36.69
9岁	20.93	22.93	25.23	28.19	31.63	35.26	39.41
9.5岁	21.89	24.08	26.61	29.87	33.72	37.79	42.51
10岁	22.98	25.36	28.15	31.76	36.05	40.63	45.97
10.5岁	24.22	26.8	29.84	33.8	38.53	43.61	49.59
11岁	25.74	28.53	31.81	36.1	41.24	46.78	53.33
11.5岁	27.43	30.39	33.86	38.4	43.85	49.73	56.67
12岁	29.33	32.42	36.04	40.77	46.42	52.49	59.64
12.5岁	31.22	34.39	38.09	42.89	48.6	54.71	61.86
13岁	33.09	36.29	40	44.79	50.45	56.46	63.45
13.5岁	34.82	38.01	41.69	46.42	51.97	57.81	64.55
14岁	36.38	39.55	43.19	47.83	53.23	58.88	65.36
14.5岁	37.71	40.84	44.43	48.97	54.23	59.7	65.93
15岁	38.73	41.83	45.36	49.82	54.96	60.28	66.3
15.5岁	39.51	42.58	46.06	50.45	55.49	60.69	66.55
16岁	39.96	43.01	46.47	50.81	55.79	60.91	66.69
16.5岁	40.29	43.32	46.76	51.07	56.01	61.07	66.78
17岁	40.44	43.47	46.9	51.2	56.11	61.15	66.82
18岁	40.71	43.73	47.14	51.41	56.28	61.28	66.89

附表2 2~18岁儿童肥胖、超重筛查BMI界值点

2~18岁儿童肥胖、超重筛查BMI界值点（kg/m²）

年龄（岁）	男		女	
	超重	肥胖	超重	肥胖
2.0	17.5	18.9	17.5	18.9
2.5	17.1	18.4	17.1	18.5
3.0	16.8	18.1	16.9	18.3
3.5	16.6	17.9	16.8	18.2
4.0	16.5	17.8	16.7	18.1
4.5	16.4	17.8	16.6	18.1
5.0	16.5	17.9	16.6	18.2
5.5	16.6	18.1	16.7	18.3
6.0	16.8	18.4	16.7	18.4
6.5	17.0	18.8	16.8	18.6
7.0	17.2	19.2	16.9	18.8
7.5	17.5	19.6	17.1	19.1
8.0	17.8	20.1	17.3	19.5
8.5	18.2	20.6	17.6	19.9
9.0	18.5	21.1	17.9	20.4
9.5	18.9	21.7	18.3	20.9
10.0	19.3	22.2	18.7	21.5

续表

年龄（岁）	男		女	
	超重	肥胖	超重	肥胖
10.5	19.7	22.7	19.1	22.1
11.0	20.1	23.2	19.6	22.7
11.5	20.4	23.7	20.1	23.3
12.0	20.8	24.2	20.5	23.9
12.5	21.2	24.6	21.0	24.4
13.0	21.5	25.1	21.4	25.0
13.5	21.8	25.5	21.8	25.5
14.0	22.1	25.8	22.2	25.9
14.5	22.4	26.2	22.5	26.3
15.0	22.7	26.5	22.8	26.7
15.5	22.9	26.8	23.1	27.0
16.0	23.2	27.0	23.3	27.2
16.5	23.4	27.3	23.5	27.4
17.0	23.6	27.5	23.7	27.6
17.5	23.8	27.8	23.8	27.8
18.0	24.0	28.0	24.0	28.0

附表3 中国儿童青少年血压参考标准

中国男性儿童青少年血压参考标准（mmHg）

年龄（岁）	SBP（收缩期 Korotkoff 第1音）				DBP-K4（舒张期 Korotkoff 第4音）				DBP-K5（舒张期 Korotkoff 第5音）			
	P50	P90	P95	P99	P50	P90	P95	P99	P50	P90	P95	P99
3	90	102	105	112	57	66	69	73	54	66	69	73
4	91	103	107	114	58	67	70	74	55	67	70	74
5	93	106	110	117	60	69	72	77	56	68	71	77
6	95	108	112	120	61	71	74	80	58	69	73	78
7	97	111	115	123	62	73	77	83	59	71	74	80
8	98	113	117	125	63	75	78	85	61	72	76	82
9	99	114	119	127	64	76	79	86	62	74	77	83
10	101	115	120	129	64	76	80	87	64	74	78	84
11	102	117	122	131	65	77	81	88	64	75	78	84
12	103	119	124	133	66	78	81	88	65	75	78	84
13	104	120	125	135	66	78	82	89	65	75	79	84

续表

年龄（岁）	SBP（收缩期 Korotkoff 第 1 音）				DBP-K4（舒张期 Korotkoff 第 4 音）				DBP-K5（舒张期 Korotkoff 第 5 音）			
	P50	P90	P95	P99	P50	P90	P95	P99	P50	P90	P95	P99
14	106	122	127	138	67	79	83	90	65	76	79	84
15	107	124	129	140	69	80	84	90	66	76	79	85
16	108	125	130	141	70	81	85	91	66	76	79	85
17	110	127	132	142	71	82	85	91	67	77	80	86

附表3　中国儿童青少年血压参考标准　185

中国女性儿童青少年血压参考标准（mmHg）

年龄（岁）	SBP（收缩期 Korotkoff 第1音）				DBP-K4（舒张期 Korotkoff 第4音）				DBP-K5（舒张期 Korotkoff 第5音）			
	P50	P90	P95	P99	P50	P90	P95	P99	P50	P90	P95	P99
3	89	101	104	110	57	66	68	72	55	66	68	72
4	90	102	105	112	58	67	69	73	56	67	69	73
5	92	104	107	114	59	68	71	76	57	68	71	76
6	93	106	110	117	61	70	73	78	58	69	72	78
7	95	108	112	120	62	72	75	81	59	70	73	79
8	97	111	115	123	63	74	77	83	60	71	74	81
9	98	112	117	125	63	75	78	85	61	72	76	82
10	99	114	118	127	64	76	80	86	62	73	77	83
11	101	116	121	130	65	77	80	87	64	74	77	83
12	102	117	122	132	66	78	81	88	65	75	78	84
13	103	118	123	132	66	78	81	88	65	75	78	84
14	104	118	123	132	67	78	82	88	65	75	78	84
15	104	118	123	132	67	78	82	88	65	75	78	84
16	104	119	123	132	68	78	82	88	65	75	78	84
17	105	119	124	133	68	79	82	88	66	76	78	84

图书在版编目（CIP）数据

儿童肥胖与相关性疾病中西医诊疗手册/张桂菊主编. --北京：华夏出版社，2019.9

ISBN 978-7-5080-9704-6

Ⅰ.①儿… Ⅱ.①张… Ⅲ.①小儿疾病－肥胖病－中西医结合－诊疗－手册 Ⅳ.①R723.14-62

中国版本图书馆 CIP 数据核字(2019)第 028847 号

儿童肥胖与相关性疾病中西医诊疗手册

主　　编	张桂菊
责任编辑	梁学超　颜世俊
责任印制	顾瑞清
出版发行	华夏出版社
经　　销	新华书店
印　　刷	三河市万龙印装有限公司
装　　订	三河市万龙印装有限公司
版　　次	2019 年 9 月北京第 1 版
	2019 年 9 月北京第 1 次印刷
开　　本	670×970　1/16 开
印　　张	12.5
字　　数	157 千字
定　　价	49.00 元

华夏出版社　地址：北京市东直门外香河园北里 4 号　邮编：100028
电话：（010）64663331（转）　网址：www.hxph.com.cn
若发现本版图书有印装质量问题，请与我社营销中心联系调换。